医院消毒供应中心管理指南

YIYUAN XIAODUGONGYING ZHONGXIN GUANLI ZHINAN

主　编：黄　浩　周晓丽　陈　慧

副主编：朱　红　师庆科　秦　年

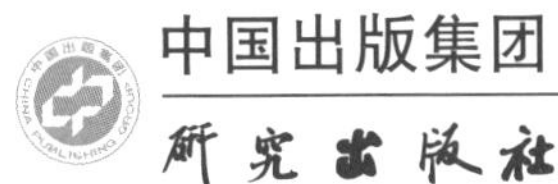

中国出版集团
研究出版社

图书在版编目（CIP）数据

医院消毒供应中心管理指南 / 黄浩，周晓丽，陈慧主编. -- 北京：研究出版社，2019.10
ISBN 978-7-5199-0661-0

Ⅰ. ①医… Ⅱ. ①黄… ②周… ③陈… Ⅲ. ①医院－消毒－管理－指南 Ⅳ. ① R197.323-62 ② R187-62

中国版本图书馆 CIP 数据核字 (2019) 第 188539 号

出 品 人：赵卜慧

责任编辑：陈侠仁

医院消毒供应中心管理指南

YIYUAN XIAODUGONGYING ZHONGXIN GUANLI ZHINAN

作　　者：黄　浩　周晓丽　陈　慧　主编
出版发行：研究出版社
地　　址：北京市朝阳区安定门外安华里 504 号
电　　话：010-64217619　64217612（发行中心）
网　　址：www.yanjiuchubanshe.com
经　　销：新华书店
印　　刷：北京华邦印刷有限公司
版　　次：2019 年 10 月第 1 版　2019 年 10 月第 1 次印刷
开　　本：787 毫米 ×1092 毫米　1/16
印　　张：16.25
字　　数：210 千字
书　　号：ISBN 978-7-5199-0661-0
定　　价：108.00 元

编委会

主　　审：张　伟

主　　编：黄　浩　周晓丽　陈　慧

副 主 编：朱　红　师庆科　秦　年

特约审稿：叶庆临　卢　杰

参编人员（按姓氏笔画排名）

王　娅　方　玲　史晓怡　刘　争　刘　坤　刘　俐
朱　娟　阮红梅　张　萍　邱凯凯　李东兵　陈晓华
陈波桥　陈燕华　陈滢俸　张镤月　罗巧玲　周晓英
郑淑文　胡　静　高　敏　高　红　曾爱英　曾　庆

图书策划：北京筑医台文化有限公司

编委会秘书：梁　菊　何芙蓉

共同编写单位（排名不分先后）

四川大学华西医院
四川大学华西第二医院
四川省成都市疾病预防控制中心
四川省卫生和计划生育监督执法总队
华中科技大学同济医学院附属同济医院
华中科技大学同济医学院附属协和医院
迈柯唯（上海）医疗设备有限公司

EDITOR IN CHIEF

主　编

黄浩

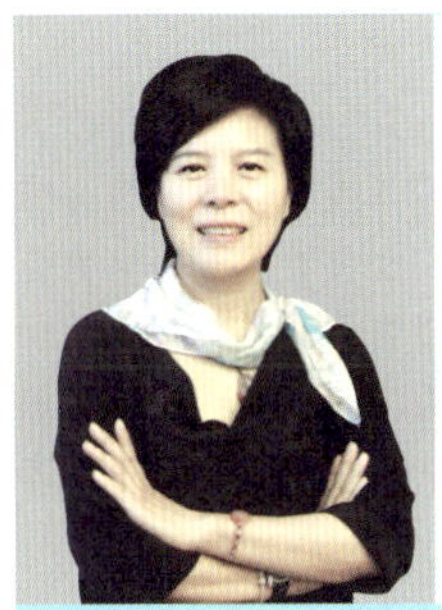

教授、主任护师，四川大学华西医院护理部副主任。现任中华护理学会消毒供应专业委员会副主任委员，中国医院协会后勤管理专业委员会洗涤消毒学组常务副组长，中国医院协会感染管理专业委员会常务委员等。《华西医学》《西部医学》《中西医结合护理杂志》《护士进修杂志》等多本杂志审稿专家、编委。以第一作者/通讯作者身份发表论文40余篇，其中SCI3篇；主编专著7部，参编11部；获得国家专利5项；主研课题7项；获得成都市科技进步二等奖、四川省科学技术进步奖三等奖2次、中华护理学会科技进步三等奖、中国医院协会医院科技创新奖三等奖。

周晓丽

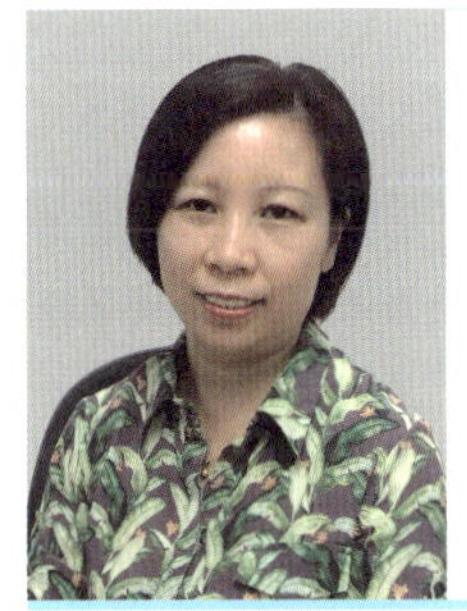

副主任护师，四川大学华西医院洗浆消毒供应中心护士长。现任中华护理学会消毒供应专委会专家库成员，中国卫生监督协会消毒与感染控制专业委员会基层医疗机构消毒供应学组委员，四川省护理学会消毒供应专委会委员等。发表论文20余篇，SCI/Medline论文共5篇；参与纵向课题2项，横向课题8项；申请并获得授权实用新型专利6个；参与编写《消毒供应中心护理手册》《医院消毒供应中心操作常规》等4部专著。2010年获得成都市科技进步奖二等奖，2011年获得中华护理学会科技奖三等奖。

陈慧

主管护师，四川大学华西医院洗浆消毒供应中心科长。现任四川省护理学会消毒中心专委会秘书，四川省质控中心秘书，全国后勤专委会洗涤学组委员。个人发表论文30篇；获得国家专利3项；负责横向课题4项，参与纵向课题2项；主编《医院医用织物洗涤管理手册》1本，参编4部专著；担任国家级、省级、市级消毒供应专业基地授课老师，擅长手术器械和医用织物的洗涤消毒流程优化和质量管理。

DEPUTY EDITOR 副主编

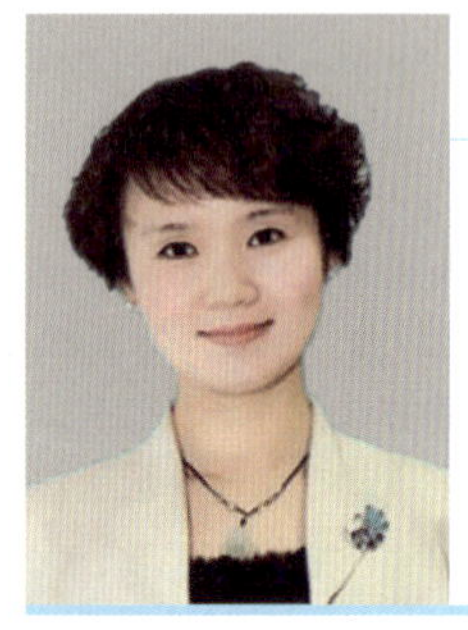

朱红

副主任护师，四川大学华西医院护理质控科科长。现任四川省护理学会感染性疾病护理专委会候任主任委员，四川省医学会医学人文与哲学专委会青委副主任委员 / 委员，四川省护理学会医院感染管理专委会委员，中华护理学会传染性疾病护理专委会专家库成员等。发表 SCI 论文 3 篇，核心期刊 / 统计源期刊论文 20 余篇；负责 / 参与国家级、省部级课题 3 项，其余课题 5 项；主编专著 3 部，副主编 1 部，参编 4 部（其中教材 1 部）。

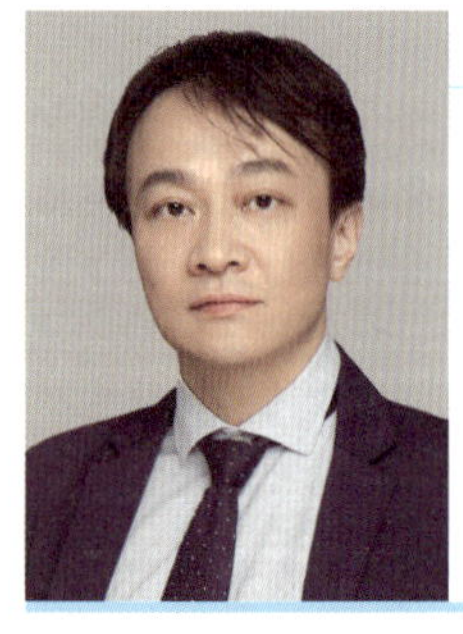

师庆科

四川大学华西医院信息中心主任，工程师。现任中国卫生信息与健康医疗大数据学会互联网医院专委会秘书长，中国医院协会信息专业委员会委员，四川省卫生信息学会理事会常委、网络医疗专委会副主任委员。主要研究方向为医院信息化建设与应用，具体内容包括：数字化医院应用研究、临床病种数据库数据模型研究、医院资源与服务管理研究、互联网医疗应用研究、区域性医疗信息服务平台建设与应用研究、医疗卫生信息化应用标准研究及互联网 + 医疗服务研究等。

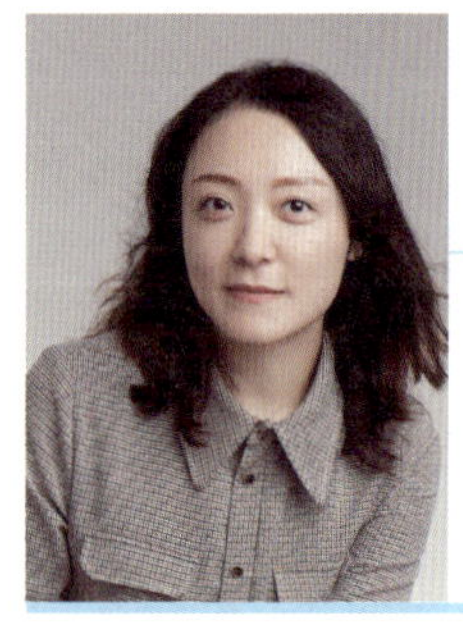

秦年

主管护师，四川大学华西医院洗浆消毒供应中心副护士长。现任四川预防医学会消毒与媒介生物控制分会委员，西部护理联盟消毒供应项目组秘书，中国医院协会后勤管理专业委员会洗涤消毒学组秘书。发表论文 10 余篇；主编专著 1 本，副主编 2 本，参编 1 本；获实用新型专利 1 项。

GENERAL ORDER

总 序

2017 年 7 月 25 日，国务院办公厅印发《关于建立现代医院管理制度的指导意见》（以下简称《意见》）。该《意见》强调指出，健全后勤管理制度，合理配置适宜医学装备，建立采购、使用、维护、保养、处置全生命周期管理制度。探索医院“后勤一站式”服务模式，推进医院后勤服务社会化。改善、创新医院后勤管理制度，提高医院整体管理水平和医疗服务质量，既为国之大势，也是民之所向。

随着改革开放 40 多年的发展，我国社会主要矛盾的性质和特点发生了深刻变化。党的十九大报告明确指出：我国社会主要矛盾已经转化为人民日益增长的美好生活需要和不平衡不充分的发展之间的矛盾。保障公民生命健康安全是人民享受美好生活的根本，也是医疗行业的初心和使命。作为医院重要保障部门的后勤单位，在履行这一伟大使命过程中发挥着不可忽视的作用。

政策之外，大数据时代奔袭而至，信息技术日新月异，技术迭代与创新不可逆转，如此形势也要求作为医院基础保障的后勤部门与时俱进，建立并完善以社会化、信息化、智能化、精细化为指导的管理思路和运营策略。

综观我国医改深度及国际医疗延伸方向、国家政策红利和医学技术发展水平，总结近年医院后勤管理先进制度及优秀经验、纠正并改善后勤管理不足之处等方面的工作刻不容缓。是以，中国医院协会后勤管理专业委员会及全国各分会携手筑医台（北京筑医台文化有限公司）共同编撰“现代医院后勤建设与管理丛书”，以期将医院后勤管理创新成果汇总成册，促进医疗行业和谐健康发展。丛书现阶段已编撰五册：《医院后勤创新思维与实践》《医院后勤应急管理指南》《医院后勤安全管理指南》《医院消毒供应中心管理指南》《医院后勤管理信息化应用指南》。丛书内容全面系统，既包含现代医院后勤管理社会化、精细化等前沿理论，也涉及安全管理、应急管理、智能管理等实操内容，将是我国医院后勤管理者及一线工作人员长期实践的指导用书。

丛书的出版，旨在引导医院后勤从业人员相互学习借鉴、取长补短，积极探索行之有效的后勤管理制度及创新策略，为全面提升医疗服务质量，满足人民美好生活需求而努力。

张伟
四川大学华西医院党委书记
中国医院协会后勤管理专业委员会主任委员
2019 年 10 月

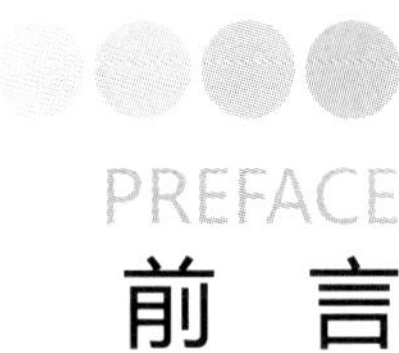

PREFACE

前 言

随着现代医疗技术的进步和对医院安全的重视，医院感染问题已成为业内关注的重点。消毒供应中心是医院内承担各科室所有重复使用的诊疗器械、器具和物品清洗消毒、灭菌及无菌物品供应的部门，已成为一个独立的专业领域，其工作质量与医院感染的发生次数密切相关，直接影响医疗服务质量和患者安全。在医疗技术发展的同时，手术方式及侵入性治疗方案日益增多，使用的精密器械更新加速，对消毒供应中心来说，操作人员的技术专业性，管理人员的组织方法与策略都面临着新的挑战。

立足于国家卫健委颁发的相关行业标准，从医院后勤安全管理的角度出发，我们编撰了《医院消毒供应中心管理指南》。图书涵盖的专业内容较全面，为规范和培养消毒供应中心工作人员提供了理论依据，为消毒供应中心器械处理的各个环节提供了科学指导。

全书共十二章，结合我国消毒供应行业发展现状，分别对消毒供应中心的建筑布局、管理体系、管理模式、人力配置、岗位设置、工作制度、突发事件、应急预案、质量安全、文档记录、医院感染、信息数据安全等多个方面做了详细阐述。图书旨在帮助消毒供应中心在实现科学、规范的管理过程中，提供安全有力的支撑和指导，同时能带动新知识的普及和新技术的开展，推动整个消毒供应行业的发展。本书可作为消毒供应中心培养新型管理人才的工具用书，为从事医院后勤管理、感染控制、护理质量、医疗安全等相关人员提供参考借鉴。

本书由四川大学华西医院、四川大学华西第二医院、四川省成都市疾病预防控制中心、四川省卫生和计划生育监督执法总队、华中科技大学同济医学院附属同济医院、华中科技大学同济医学院附属协和医院等多名一线质量安全管理、操作人员编撰，在编写的过程中，得到了众多消毒供应、医疗感控、信息技术等行业专家的大力支持，在此一并表示感谢。由于编写人员理论水平有限，难免存在疏漏之处，恳请业内专家、同行批评指正，以便再版时修正。

黄浩

四川大学华西医院护理部副主任

中华护理学会消毒供应护理专业委员会副主任委员

2019 年 10 月

目 录

第一章　概述

黄浩　周晓丽

消毒供应中心（CSSD）是承担各科室所有重复使用的诊疗器械、器具和物品清洗消毒、灭菌及无菌物品供应的部门，是医院消毒灭菌系统中的核心科室，是重复使用的无菌物品供应周转的物流中心，是临床医疗服务的重要保障部门。消毒供应中心是病原微生物最集中的地方，也是为全院提供无菌物品的部门，如果流程质量控制出现问题，则易造成消毒和灭菌的失败，进而造成洁污物品间的交叉感染，并引发医院感染，甚至会危害患者的生命安全。

第一节　国内外消毒供应专业的发展历程

一、国外消毒供应专业的发展

17世纪，显微镜之父列文·虎克最早发现微生物，而微生物学奠基人罗伯特·科赫则证明了细菌是导致感染性疾病的原因。1854~1856年，护理学创始人南丁格尔将消毒技术理论应用于患者，使伤员死亡率从超过50%降低至2.2%，充分说明了清洁卫生、消毒灭菌对预防感染的重要性。1865年，现代消毒之父约瑟夫·李斯特首先使用石碳酸喷涂仪器，并用石碳酸浸湿敷料覆盖伤口；做手术时戴手套，术前术后用5%的石碳酸洗手和手术器械，他让医学界接受消毒原则，认识到洗手的重要性。

1878年，路易斯·巴斯德将微生物和疾病之间建立联系，认识到细菌是引起疾病的原因，提出外科手术敷料应先清洗，再经130℃~150℃灭菌，发明了疫苗、巴氏消毒法，为消毒学的发展起到很大的推进作用。1876~1880年，路易斯·巴斯德的学生凯莱斯·坎勃伦特发明了压力蒸汽消毒器，可使消毒器温度提高到120℃以上。1881年，罗伯特·科赫对117℃湿热和干热灭菌的方法进行了比较，并指出了细菌的耐热性在有无水蒸气的条件下具有较明显的差异。

1888年，伊斯马奇研究提出，冷空气的存在可以阻碍温度的上升，非饱和蒸汽迫使温度分布不均匀从而导致延缓灭菌的时间。肯尤恩提出在输入蒸汽前排出灭菌柜内的空气，排至近于真空状态，可提高灭菌效果。Loew第一次报道了甲醛的灭菌特性。1889年，费布陵格提出手臂消毒。1890年，郝斯泰德提倡使用经过蒸汽消毒达到无菌的橡胶手套比用消毒液消毒双手更安全，这促使无菌技术更加完善。自此，无菌外科理念进入手术室，大幅度提高了手术的安全性，降低了死亡率。

1915~1933年，肯特沃特利用重力原理清除灭菌柜室内的冷空气，设计了下排式压力蒸汽灭菌器。1989年，雷特发现射线的灭菌效应。1940年，环氧乙烷首次用于医用用品的灭菌。1949 年，由菲利普斯和凯易确立了环氧乙烷气体灭菌理论。

1950 年前后，欧美开始使用环氧乙烷气体灭菌设备。1953 年，美国采用直线加速器进行电子束灭菌。20 世纪 60 年代，国外开始研究低温甲醛蒸气的灭菌效果。20 世纪 80 年代，低温等离子体灭菌技术出现，90 年代初期在美国进入医院，用于怕热、怕湿器械的灭菌。随后，预真空压力蒸汽灭菌器、脉动式压力蒸汽灭菌器相继问世。

随着消毒学理论的发展，消毒供应的工作质量趋于行业化和标准化，促进了欧洲标准化委员会制定的 EN/ISO、英国的 HTM 系列质量标准体系、美国的 AMMI 质量标准体系等行业标准的产生。20 世纪末期，各国依据国情进行医疗体制的变革，共同关注点为：保证医疗质量的前提下，整合医疗资源，降低医疗成本投入。消毒供应中心也由分散式向集中式发展，部分有能力的消毒供应中心承担一定区域内小型或私人医疗机构无菌物品的供应工作。同时，企业性质的社会化消毒供应中心应运而生，如英国医院消毒供应中心与社会化消毒供应中心，对无菌物品的生产共同遵循国家标准、行业标准、地区标准等。

二、国内消毒供应专业的发展

我国外科手术在三千年前萌芽，最早用锐利的石片作为手术器械，用于取出身体内的各种异物、放血、切开脓肿等。青铜器时代，人们使用金属制造刀、锯、锉等手术器械。《黄帝内经》中记载的铍针、锋针主要用于外科手术。古代医生使用的消毒方法有：煮沸洗涤、火烧灼或用具有消毒作用的中草药进行消毒。

清朝末年，现代消毒学伴随西医一同传入我国，教会医院的建立使我国西医得到迅速发展，消毒灭菌技术随之开始发展。病房使用的乳胶手套、纱布、注射器、输液器、输血器、开放式输液瓶、注射针头等都需清洗消毒灭菌处理，棉棒、棉球、输液器、裁剪纱布块及包布等均为手工制作。早年医院消毒供应中心处理的专科器械种类和数量较少，手术器械、妇产科、五官科、口腔科、急诊科等科室的诊疗器械、器具和物品的清洗消毒与包装一般由手术室和各临床科室自行完成，对于高度危险的器械由消毒供应中心进行灭菌。长期以来的这种工作方式，使我国的消毒供应中心功能和作用缺失，清洗消毒工作得不到医院应有的重视，导致医院消毒供应中心建筑布局、设备设施及人员素质均不能满足消毒供应中心工作和发展的需要，从而导致无菌物品质量难以保障，再处理物品相关感染时有发生，甚至危及患者的生命安全。

为加强消毒供应中心管理，1988 年，我国卫生部颁布《医院消毒供应室验收标准（试行）》（以下简称《标准》），我国消毒供应中心进入基础建设阶段。《标准》从建筑布局、人员编制、领导体制、必备条件、管理要求五个方面对医院消毒供应中心进行规范，针对输液（血）器和注射器的洗涤操作、清洗质量、检验标准作了相关规定。各省卫生厅制定消毒供应中心验收标准，对医院消毒供应中心进行分期、分批检查验收。卫生行政部门的强力推动和严格评价，促进了医院领导对消毒供应工作的认识，将消毒供应中心纳入医院感染重地，对消毒供应中心进行了改建和整顿管理，明确消毒供应中心的管理体制，规定护士人员比例，规范划分三个工作区域，强调洁污分流，使再处理物品相关感染得到明显的控制。

20 世纪 80 年代，企业开始生产一次性输液（血）器和注射器。卫生部 1987 年发布《关于推广使用一次性塑料注射器、输液、输血管、针的通知》，在传染病院、综合医院传染病科、结核科、检验科，外宾医疗和海、陆、空港国境卫生检疫所，各级血站、防疫站的检验科推广使用。随着大量一次性医疗用品在医院的投入使用，医院消毒供应中心工作量迅速下降，人员锐减。但在消毒供应中心传统的工作模式下，专科及手术器械再处理并未得到规范，使得消毒供应中心发展的功能和作用滞后，加大了与医院整体发展的差距。

2003 年，“非典”在国内的暴发让传染病的预防和控制工作得到高度重视。2004 年《中华人民共和国传染病防治法》修订。2006 年《医院感染管理办法》颁布，同年，卫生部成立“卫生部医院感染控制标准专业委员会”。卫生部管理研究所 2006 年调查发现，239 所医院中 88% 的消毒供应中心为分散式管理，部分医院消毒供应中心的建设与管理并未纳入医院发展规划，消毒供应中心建筑布局、设备设施、人员配置和专业培训等均与医院发展不相匹配。随机调查显示：由手术室自行清洗消毒包装后再由消毒供应中心灭菌的 54 个包无一合格，器械脏污、生锈、包布破损、器械触碰掉落黑色固体污渍。2007 年，卫生部将医院消毒供应中心的相关标准制定纳入制标计划，医院消毒供应中心的工作质量、功能和作用成为社会关注的重点。

2009 年，中华人民共和国卫生行业标准 WS 310.1–2009《医院消毒供应中心 第 1 部分：管理规范》、WS 310.2–2009《医院消毒供应中心 第 2 部分：清洗消毒及灭菌技术操作规范》、WS3 10.3–2009《医院消毒供应中心 第 3 部分：清洗消毒及灭菌效果监测标准》颁布，我国消毒供应中心迎来前所未有的发展时期。卫生部医院感染标准委员会在全国各大片区举办培训班，对标准进行解读。各地卫生行政部门组建医院感染质控中心或消毒供应质控中心，配合行政部门开展标准培训、指导与检查。在“两规一标”的推动下，我国消毒供应中心向规范化、标准化、科学化方向发展。

2015 年，国务院办公厅发布的《推进分级诊疗制度建设的指导意见》中指出，整合一级以上医院现有消毒供应中心资源，探索独立设置的区域消毒供应机构，实现区域资源共享。2016 年，消毒供应中心“两规一标”进行了更新，WS 310–2016 替代原有的 WS 310–2009，2016 版“两规一标”在 2009 版的基础上进行了起草和修改，强调集中管理，增加了关于信息化建设的要求，补充了植入物与外来医疗器械的管理要求，增加了对采用其他医院或消毒服务机构提供消毒灭菌服务的医院的消毒供应管理要求等多条要求。

2017 年以来，有关鼓励和支持第三方独立医疗机构消毒供应中心的政策性文件密集发布。2018 年 6 月 11 日，医政医管局发布《医疗消毒供应中心基本标准（试行）》《医疗消毒供应中心管理规范（试行）》，对第三方独立医疗机构消毒供应中心进行规范。2019 年 5 月 23 日，国家卫健委颁布《医疗机构感染预防与控制基本制度（试行）》，将医院感控工作作为医院管理的底线，消毒供应中心作为医院内重点感控部门，其工作质量得到高度重视。

第二节　国内消毒供应中心发展的现状与挑战

一、消毒供应中心模式

目前，国内消毒供应中心包括医院自有模式和独立医疗机构模式两类。医院自有模式是指由医院管理，在医院内承担各科室所有重复使用诊疗器械、器具和物品清洗、消毒、灭菌以及无菌物品供应的部门。独立医疗机构模式的消毒供应中心是指医疗消毒供应中心。

2018 年 6 月 1 日，国家卫生健康委员会医政医管局发布的《医疗消毒供应中心管理规范（试行）》和《医疗消毒供应中心基本标准（试行）》中对医疗消毒供应中心给出明确定义："医疗消毒供应中心是不包括医疗机构内部设置的消毒供应中心、消毒供应室和面向医疗器材生产经营企业的消毒供应机构。医疗消毒供应中心主要承担医疗机构可重复使用的诊疗器械、器具、洁净手术衣、手术盖单等物品清洗、消毒、灭菌以及无菌物品供应，并开展处理过程的质量控制，出具监测和检测结果，实现全程可追溯，保证质量。"

二、医院内消毒供应中心

医院自有模式的消毒供应中心，依据其承担的工作内容不同又可分为三种：传统的医院内消毒供应中心、提供区域化服务的医院内消毒供应中心、选择外包服务的医院内消毒供应中心。

（一）传统的医院内消毒供应中心

传统的医院内消毒供应中心仅承担本医院内各科室所有重复使用诊疗器械、清洁和物品清洗、消毒、灭菌以及无菌物品的供应，以满足本医院各部门、各科室对复用器械、器具和物品等消毒供应的需求。中华人民共和国卫生行业标准 WS 310–2016 对医院自有的消毒供应中心建筑布局、设备设施、人员配置、组织管理、操作流程、质量控制等作出了明确的要求。因此，建立符合标准要求的医院消毒供应中心需投入大量的资金和人力，医院内对复用器械供应的需求量较小，即消毒供应中心工作呈现不饱和状态，维持日常工作运营将消耗较多资金。

（二）提供区域化服务的医院内消毒供应中心

在 WS 310.1-2009 中已明确要求：鼓励符合要求并有条件医院的消毒供应中心为附近医疗机构提供消毒供应服务。通过开展区域化服务，不仅可整合消毒供应医疗资源，还可为医院创收，减轻医院经济负担。在国家政策的引导和鼓励下，在传统的医院消毒供应中心模式下逐渐衍生出两种医院消毒供应中心模式：提供区域化服务的医院内消毒供应中心和选择外包服务的医院内消毒供应中心。

提供区域化服务的医院内消毒供应中心立足医院，为院内各科室提供复用器械、器具和物品的消毒供应服务的同时，利用消毒供应剩余资源，开展区域化服务，为周边小型医院或民营医疗机构提供无菌物品供应。

（三）选择外包服务的医院内消毒供应中心

鉴于医院的具体情况，无法给予足够的资金投入和人力支持建立符合标准规范的消毒供应中心，为保障复用器械再处理的消毒灭菌质量，确保患者安全，这些医院内消毒供应中心与提供区域化服务的医院内消毒供应中心或消毒服务机构签订协议，将院内各科室复用器械的清洗、消毒及灭菌业务外包给医院区域化服务消毒供应中心或消毒服务机构。在 WS 310.1-2016 中明确规定，采用其他医院或消毒服务机构提供消毒灭菌服务的医院，消毒供应管理应符合相关要求。

（1）应对提供服务的医院或消毒服务机构的资质（包括具有医疗机构执业许可证或工商营业执照，并符合环保等有关部门的管理规定）进行审核。

（2）应对其消毒供应中心分区、布局、设备设施、管理制度（含突发事件的应急预案）及诊疗器械回收、运输、清洗、消毒、灭菌操作流程等进行安全风险评估，签订协议，明确双方的职责。

（3）应建立诊疗器械、器具、物品交接与质量检查及验收制度，并设专人负责。

（4）应定期对其清洗、消毒、灭菌工作进行质量评价。

（5）应及时向消毒服务机构反馈质量验收、评价及使用过程中存在的问题，并要求落实改进措施。

三、独立医疗消毒供应中心

独立医疗机构模式即医疗机构消毒供应中心，其管理应符合《医疗消毒供应中心基本标准（试行）》和《医疗消毒供应中心管理规范（试行）》的要求。

（一）科室设置

医疗消毒供应中心至少应设置消毒供应室、医院感染管理、质量与安全管理、工程技术管理、信息管理等职能部门。

（二）人员配置

（1）至少有1名具有消毒供应管理经验的副高级及以上专业技术职务任职资格的护士。

（2）至少有1名具有5年以上医院感染管理经验的护士。

（3）至少有3名具有3年以上消毒供应工作经验的护士，其中1名具有中级及以上专业技术职务任职资格。

（4）至少有2名消毒员，按规定取得相应上岗证。

（5）至少有2名专职的工程技术人员，具备相应专业知识及5年以上相关工作经验。

（6）具有与开展业务相适应的其他技术人员及其他工作人员 。

（三）基本设施

（1）业务用房使用面积不少于总面积的85%，应当具备双路供电或应急发电设施、应急供水储备、蒸汽发生器备用设备、压缩空气备用设备等，重要医疗设备和网络应有不间断电源，保证医疗消毒供应中心正常运营。

（2）设置1个硬器械（金属、橡胶、塑胶、高分子材料及其他硬质材料制造的手术器械、硬式内镜等）清洗、消毒、干燥、检查、包装、灭菌、储存、发放流水线的，建筑面积不少于2000m^2。

（3）设置1个软器械（手术衣、手术盖单等可阻水、阻菌、透气，可穿戴、可折叠的具有双向防护功能的符合手术器械分类目录的感染控制器械，不含普通医用纺织品）清洗、消毒、干燥、检查、折叠、包装、灭菌、储存、发放流水线的，建筑面积不少于2000m^2。

（4）设置1个软式内镜清洗、消毒（灭菌）、干燥、储存、发放流水线的，建筑面积不少于800m^2。

（5）开展医用织物清洗消毒，应当符合国家相关法规、规定及标准。

（6）应当设净水处理设施，建筑面积不少于300m^2。

（7）应当设配送物流专业区域，建筑面积不少于300m^2。

（8）应当设置办公及更衣、休息生活区，占总面积的10%~15%。

（9）应当设置医疗废物暂存处，实行医疗废物分类管理。

（10）开展微生物或热原等检测，应设置检验室。

（11）应当设置污水处理场所。

（12）相应的工作区域流程应当符合国家相关规定。

（四）分区布局

主要功能区包括：去污区，检查、折叠、包装及灭菌区，无菌物品存放区及配送物流专区，等等。

辅助功能区包括：集中供电、供水、供应蒸汽和清洁剂分配器、医疗废物暂存处、污水处理场所、集中供应医用压缩空气、办公及更衣、休息生活区等。

管理区包括：质量和安全控制（包括检验室）、医院感染控制、器械设备、物流、信息等管理部门。

（五）基本设备

根据规模、任务及工作量，合理配置清洗、消毒灭菌设备、质量检测设备、配套的信息化设备，均应当符合国家相关标准或规定。

（六）管理体系

建立医疗消毒供应中心质量安全管理体系，制定各项规章制度、人员岗位职责，实施由国家制定或认可的消毒供应中心规范、标准和操作规程。规章制度至少包括：设施与设备管理制度、质量管理制度、记录追溯和文档管理制度、消防安全管理制度、信息管理制度、生物安全管理制度、危险品管理与危险化学品使用管理制度、职业安全防护管理制度、环境卫生质量控制制度、消毒隔离制度、清洗消毒灭菌监测等制度，并制定与消毒供应相适应的标准操作程序。工作人员必须参加各项规章制度、岗位职责、流程规范的学习与培训，并有记录。

（七）建设模式

医疗消毒供应中心有四种模式："企业资本注入 + 企业人力 + 企业建筑"模式，"企业资本注入 + 企业人力 + 医院建筑"模式、"企业资本注入 + 医院人力 + 企业建筑"模式、"企业资本注入 + 医院人力 + 医院建筑"模式。采取院企合作，企业注入资本，医院输出专业管理团队和业务骨干，组成联动平台，可实现优质资源整合，保障专业质量，促进行业发展。

四、消毒供应中心面临的挑战

消毒供应中心在多元化模式发展的同时，也面临诸多挑战。消毒供应专业化体现在管理、运营、技术、质量和安全控制上，它既是创造效益的基本，也是规避一个项目经济风险和法律风险的重要保障，但目前消毒供应只是外包化、区域化并未达到专业化。因医疗机构消毒供应中心的行业特殊性，对医疗机构消毒供应中心的注册、监管、质量评价部门、评价标准等亟待完善和建立。行业的专业化发展需要拥有丰富专业知识的人才，但目前部分医院消毒供应中心管理人员仍为临床科室年资较高的护士调入担任。医疗机构消毒供应中心人员专业知识有待提高，消毒供应人才缺失使消毒供应发展面临重大挑战。

随着自媒体时代的到来，医疗服务需求增多，消毒供应中心从建筑布局、设备设施等硬件的规范配置到服务模式、质量控制、流程优化、应急预案、培训教育、人力资源等软件的建设，趋向安全专业化发展。人工成本的增加以及亚专业细分、个性化需求，消毒供应中心管理应更加规范化、精细化、个性化，并向智能精准化发展。人、财、物、信息、时间、环境的负面影响以及总流程中、大社会成本核算精细，保护环境、减少污染的同时，应充分考虑经济效益，向环保经济化发展。

附：消毒供应相关术语与定义

消毒供应中心

医院内承担各科室所有重复使用诊疗器械、器具和物品清洗、消毒、灭菌以及无菌物品供应的部门。

消毒供应中心集中管理

消毒供应中心面积满足需求，重复使用的诊疗器械、器具和物品回收至消毒供应中心集中进行清洗、消毒或灭菌的管理方式；如院区分散、消毒供应中心分别设置，或现有消毒供应中心面积受限，已在手术室设置清洗消毒区域的医院，其清洗、消毒或灭菌工作集中由消毒供应中心统一管理，依据WS 310.1 ~ WS 310.3进行规范处置的，也属集中管理。

去污区

消毒供应中心内对重复使用的诊疗器械、器具和物品，进行回收、分类、清洗、消毒（包括运送器具的清洗消毒等）的区域，为污染区域。

检查包装及灭菌区

消毒供应中心内对去污后的诊疗器械、器具和物品进行检查、装配、包装及灭菌（包括敷料制作等）的区域，为清洁区域。

无菌物品存放区

消毒供应中心内存放、保管、发放无菌物品的区域，为清洁区域。

去污

去除被处理物品上有机物、无机物和微生物的过程。

植入物

置于外科操作形成的或者生理存在的体腔中，留存时间为30天或者以上的可植入性医疗器械。

注：本定义特指非无菌、需要医院进行清洗消毒与灭菌的植入性医疗器械。

外来医疗器械

器械供应商租借给医院可重复使用，主要用于与植入物相关手术的器械。

清洗

去除医疗器械、器具和物品上污物的全过程，流程包括冲洗、洗涤、漂洗和终末漂洗。

冲洗

使用流动水去除器械、器具和物品表面污物的过程。

洗涤

使用含有化学清洗剂的清洗用水，去除器械、器具和物品污染物的过程。

漂洗

用流动水冲洗洗涤后器械、器具和物品上残留物的过程。

终末漂洗

用经纯化的水对漂洗后的器械、器具和物品进行最终处理的过程。

超声波清洗器

利用超声波在水中振荡产生“空化效应”进行清洗的设备。

清洗消毒器

用于清洗消毒诊疗器械、器具和物品的设备。

闭合

用于关闭包装而没有形成密封的方法。

注：密封可以采用黏合剂或热熔法。

闭合完好性

闭合条件能确保该闭合至少与包装上的其他部分具有相同的阻碍微生物进入的程度。

包装完好性

包装未受到物理损坏的状态。

湿热消毒

利用湿热使菌体蛋白质变性或凝固，酶失去活性，代谢发生障碍，致使细胞死亡。包括煮沸消毒法、巴斯德消毒法和低温蒸汽消毒法。

A0 值

评价湿热消毒效果的指标，指当以 Z 值表示的微生物杀灭效果为 10K 时，温度相当于 80℃的时间（秒）。

湿包

经灭菌和冷却后，肉眼可见包内或包外存在潮湿、水珠等现象的灭菌包。

精密器械

结构精细、复杂、易损，对清洗、消毒、灭菌处理有特殊方法和技术要求的医疗器械。

管腔器械

含有管腔，其直径≥ 2mm，且其腔体中的任何一点距其与外界相通的开口处的距离≤其内直径的 1500 倍的器械。

可追溯

对影响灭菌过程和结果的关键要素进行记录、保存备查，实现可追踪。

灭菌过程验证装置

对灭菌过程具有特定抗力的装置，用于评价灭菌过程的有效性。

清洗效果测试物

用于测试清洗效果的产品。

大修

超出该设备常规维护保养范围，显著影响该设备性能的维修操作。

示例 1：压力蒸汽灭菌器大修，如更换真空泵、与腔体相连的阀门、大型供气管道、控制系统等。

示例 2：清洗消毒器大修，如更换水泵、清洗剂供给系统、加热系统、控制系统等。

小型蒸汽灭菌器

体积小于 60L 的压力蒸汽灭菌器。

快速压力蒸汽灭菌

专门用于处理立即使用物品的压力蒸汽灭菌过程。

灭菌剂的活化

混合两个容器中化学灭菌剂的内容物的过程（活化剂溶液装在小瓶装化学品的容器中）；保持两种化学品分开直至使用，因为这样可以延长化学品的保质期。

通气

在专门为通气设计的封闭柜中，通过暖空气循环从环氧乙烷灭菌物品中除去环氧乙烷的方法。

抗菌剂

杀死或抑制微生物生长的任何药剂。

防腐剂

通过抑制微生物的活性或通过破坏微生物来预防或阻止微生物生长或作用的物质。

无菌

无微生物接触状态。

自动内窥镜清洗

设计用于内窥镜清洁和消毒的机器。

杀菌剂

杀死细菌的药剂。

生物负载

物品被污染的活微生物的数量和类型，也被称为生物负载或微生物负荷。

生物膜

细菌和细胞外物质的累积质量，紧密粘附在表面上，不易被清除。

生物指示剂

含有活微生物的测试系统，其对特定灭菌过程有确定的抗性（如用于蒸汽和过氧化氢灭菌过程的嗜热脂肪杆菌芽孢）。

B–D 测试

该测试是用来评估预真空压力蒸汽灭菌器的真空过程。

空气污染浓度极限

在工作日的任何部分不应超过的空气中化学污染物的浓度。如果不能进行即时监测，则必须将上限评估为 15 分钟。

化学指示剂

一种非生物指示剂测试系统，设计用于响应消毒室中一种或多种条件的化学或物理变化。CI 以六种类型和类别表示。

接触时间

消毒剂与待消毒的物品表面直接接触的时间。对于表面消毒，这段时间包括施加到表面，直到完全干燥。

培养基

用于培养微生物的物质或制剂。

洗涤剂

无抗菌要求的清洁剂。它们包含亲水性组分和亲脂性组分，并且可以分为四种类型：阴离子、阳离子、两性和非离子洗涤剂。

消毒剂

通常是一种化学物质（但有时是物理因子），可以杀灭引起疾病的病原体。

消毒

消毒是指杀死病原微生物，但不一定能杀死细菌芽孢的方法。

D值

在规定的暴露条件下，灭活90%的测试微生物群体所需的时间或辐射剂量。

内窥镜

内窥镜是一个配备有灯光的管子，它可以经口腔进入胃内或经其他天然孔道进入体内。

酶清洁剂

含有酶（如蛋白酶、脂肪酶）的清洁剂，可分解器械表面和设备中的血液、体液、分泌物和排泄物等的蛋白质。

暴露时间

消毒或灭菌过程中的一段时间。在此过程中，物品会在指定的使用参数下暴露于消毒剂或灭菌剂。例如，在蒸汽灭菌过程中，暴露时间是物品暴露于特定温度下的饱和蒸汽的时间段。

杀真菌剂

在无生命环境中破坏真菌（包括酵母）和/或对人类或其他动物致病的真菌孢子的试剂。

杀菌剂

破坏微生物，特别是致病微生物的药剂。

高水平消毒

杀死设备内或设备上的细菌、病毒、真菌和分枝杆菌，少量细菌孢子除外。

培养箱

用于维持微生物生长和培养的恒定和合适温度的装置。

传染性微生物

能够在适当宿主中产生疾病的微生物。

无机和有机负载

暴露于杀微生物过程之前，在医疗装置上天然存在或人工放置的无机（如金属盐）或有机（如蛋白质）污染物。

脂质病毒

除了通常由蛋白质外壳包围的核酸核心外，还被脂蛋白包膜包围的病毒。这种类型的病毒（如 HIV）通常很容易被许多类型的消毒剂灭活，也称为包膜或亲脂病毒。

医疗器械

仪器、器械、材料或其他物品，无论是单独使用还是混合使用，包括其应用所必需的软件，制造商用于人类诊断、预防、监测、治疗或减轻疾病。

最低有效浓度

通过剂量反应测试确定的达到要求保护的杀微生物活性所需的液体化学杀菌剂的最小浓度。有时可与最低推荐浓度互换使用。

巴氏消毒法

路易斯·巴斯德开发的将牛奶、葡萄酒或其他液体加热至 65℃ ~77℃（或等效物）约 30 分钟以杀死或显著减少细菌孢子以外的致病和腐败生物数量的过程。

允许的暴露限值

根据 OSHA 标准，工人可以暴露的空气污染物的时间加权平均最大浓度；通常计算超过 8 小时，考虑在 40 小时工作周内进行曝光。

个人防护装备

医护人员（HCP）佩戴的专用服装或设备，用于防范危险。不用作防护危险的一般工作服（如制服、裤子、衬衫）不是 PPE。PPE 包括厚的通用手套、带有长袖的防流体覆盖物、防水面罩。

第二章
消毒供应中心管理体系的建立与实施

黄浩　陈波桥

消毒供应中心（CSSD）的组织管理是消毒供应中心的软件部分。通过有效协调组织内部的各种资源，使组织成员相互配合、协同工作，是中心顺利高效运转、高质量完成工作任务的组织保证。本章从医院内各相关职能部门的职责对消毒供应中心的领导管理组织架构进行细致分解，通过明确消毒供应中心的属性和任务，阐述其功能和定位，对工作人员职责与分工进行科学优化，合理地搭配组合，并设置了多种工作岗位，确立岗位职责、责权关系等，从而提高整体工作效率，实现组织目标。

第一节　医院内相关职能部门职责

一、相关职能部门职责

相关职能部门应在主管院长领导下，在各自职权范围内，履行对消毒供应中心的相应管理职责。

（一）主管部门职责

（1）会同相关部门，制订落实消毒供应中心集中管理的方案与计划，研究、解决实施中的问题。

（2）会同人事管理部门，根据消毒供应中心的工作量合理调配工作人员。

（3）负责消毒供应中心清洗、消毒、包装、灭菌等工作的质量管理，制定质量指标，并进行检查与评价。

（4）建立并落实对消毒供应中心人员的岗位培训制度；将消毒供应专业知识、医院感染相关预防与控制知识及相关的法律、法规纳入消毒供应中心人员的继续教育计划，并为其学习、交流创造条件。

（二）护理管理、感染管理、设备及后勤管理等部门职责

（1）对消毒供应中心清洗、消毒、灭菌工作和质量监测进行指导和监督，定期进行检查与评价。发生可疑医疗器械所致的医源性感染时，组织、协调消毒供应中心和相关部门进行调查分析，提出改进措施。

（2）对消毒供应中心新建、改建与扩建的设计方案进行卫生学审议；对清洗、消毒、灭菌设备的配置与性能要求提出意见。

（3）负责设备购置的审核（合格证、技术参数等）；建立对厂家设备安装和检修的质量审核、验收制度；专人负责消毒供应中心设备的维护和定期检修并建立设备档案。

（4）保证消毒供应中心的水、电、压缩空气及蒸汽的供给和质量，定期进行设施、管道的维护和检修。

（5）定期对消毒供应中心所使用的各类数字仪表，如压力表、温度表等进行校验，并记录备查。

（三）物资供应、教育及科研等部门职责

应在消毒供应中心主管院长或职能部门的协调下履行相关职责，保障消毒供应中心的工作需要。

二、消毒供应中心职责

（1）应建立健全岗位职责、操作规程、消毒隔离、质量管理、监测、设备管理、器械管理及职业安全防护等管理制度和突发事件的应急预案。

（2）应建立植入物与外来医疗器械专岗负责制，人员应相对固定。

（3）应建立质量管理追溯制度，完善质量控制过程的相关记录。

（4）应定期对工作质量进行分析，落实持续改进。

（5）应建立与相关科室的联系制度，并主要做好相关工作。

①主动了解各科室专业特点、常见的医院感染及原因，掌握专用器械、用品的结构、材质特点和处理要点。

②对科室关于灭菌物品的意见有调查、反馈、落实，并有记录。

第二节　消毒供应中心的属性与职能

一、消毒供应中心属性与任务

消毒供应中心承担着医院所有重复使用的诊疗器械、器具和物品的清洗、消毒、灭菌工作和无菌物品供应的部门，是依据消毒学研究并应用其方法去除和杀灭医疗器械上

微生物，达到预防疾病传播，降低医院感染的专业技术工作，在医院感染的预防与控制中发挥着不可替代的作用。

随着医院诊疗技术的进步，社会经济、科技的快速发展及医院内感染意识的增强，消毒供应中心得到了不断的充实和发展，医院消毒、灭菌工作和技术已然成为相对独立的专业领域。近年来，大量介入性诊疗、微创手术、移植或置换等诊疗技术的普遍应用在提高医疗服务水平的同时也增加了患者发生医院感染的风险。电子、光学等技术应用于诊疗器械使其使用后的处置难度加大，对消毒供应中心传统的清洗、消毒、灭菌技术提出了新的挑战。消毒供应中心自设立至今，历经发展，工作内涵不断丰富，外延不断拓展，具有明显的时代特性，新时代的各种变化使得消毒供应中心的性质与任务也产生了较大的变化。

（一）消毒供应中心的特性

1. 功能性

消毒供应中心在结构上是医院建设构成不可或缺的一部分；从功能上来说，消毒供应中心自带物流系统，将手术室、临床科室等部门使用后可以重复使用的器械、器具和物品回收并做清洗、消毒、灭菌等处理后重新送至原部门。其运作效率、工作质量及对突发应急事件的处理能力是医院日常医疗活动正常开展的有效保障。

2. 服务性

不同于手术室、临床科室等一线科室直接面对患者与患者家属，消毒供应中心的服务对象是手术室、临床各科室，通过为其提供直接服务来满足患者就医需求。其日常工作是满足各科室对诊疗器械、器具和物品的不同需求，提供安全、专业、经济、高效的服务。

3. 专业性

2009 年版行业标准的颁布与实施，以及 2016 年版行业标准的修订，使消毒供应中心在建筑布局、制度流程、操作规范、质量控制等方面有了统一标准；科研学术、人才培养、学习交流等活动的蓬勃兴起，也使消毒供应中心得到了空前发展。目前，消毒供应中心能够对不同种类、不同材质、结构精细复杂的各型器械进行清洗、消毒、灭菌操作，并利用专业知识进行学术研究。政策支持、专业特性和发展前景使消毒供应行业已然成为独立的专业技术领域。

4. 区域性

自消毒供应行业标准及国家政策明确鼓励消毒供应的区域化建设以来，众多医疗机构消毒供应中心开始了对辐射周边的区域化服务的探索，第三方消毒机构也如雨后春笋般出现。消毒供应中心的区域化建设实现了区域性消毒供应医疗资源的整合与共享，节约了医疗资源，保证了医疗安全，促进了消毒供应的专业化发展，在降低整体医疗成本的同时也对生态环境起到了积极的保护作用。

（二）消毒供应中心各发展阶段及主要任务

1. 起步建设阶段

早年医院消毒供应室的主要任务是满足科室对玻璃注射器、针头、输液（血）器及共用的导尿包、腰穿包等的需要，专科器械种类和数量较少。手术室、急诊科、妇产科、五官科、口腔科等科室的诊疗护理器械一直由各科室自行负责清洗包装。对这些高度危险的特殊器械，部分医院的消毒供应室仅承担消毒灭菌工作。

这种工作模式直接造成了我国消毒供应室长期以来功能与作用的缺失，清洗消毒供应工作得不到应有的重视。医院消毒供应室的房屋建筑、设备条件及人员素质等均不能适应消毒供应的工作需要，更不能满足医院正常医疗活动的需求，医疗物品清洗消毒及灭菌质量难以得到有效保证，输液反应及有创操作带来的伤口感染时有发生，甚至危及患者生命。

1988 年，《医院消毒供应室验收标准（试行）》（以下简称《标准》）的颁布与实施，标志着我国消毒供应工作进入了基础建设阶段。在卫生行政部门的强力推动下，消毒供应室在建筑布局、人员编制、领导体制、必备条件及管理要求五个方面均得到了明显改善与提高，消毒供应室的工作流程、操作规范、质量控制也得到了明显提升。20 世纪 80 年代末，随着经济的发展及民众疾病预防意识的增强，一次性医疗用品发展迅速，种类逐渐增多，应用范围也日渐普及。由于专科及手术器械分散处理的问题依然没有得到有效解决，医院消毒供应室清洗、消毒的工作量迅速下降。此时，医院消毒供应室的滞后性异常明显，也逐渐拉开了与医院整体发展水平的差距。

2. 质量建设阶段

随着生活水平的提高及社会健康观念的转变，我国人民对医疗服务的需求越来越高。2003 年，SARS 病毒的肆虐让人们深刻地认识到传染病防治及院感管理的重要性，于是，我国 2004 年修订了《中华人民共和国传染病防治法》，2006 年颁布了《医院感染管理办法》。这一阶段，消毒供应室的工作质量与工作任务日益得到重视。

与此同时，随着国家科学技术的迅速发展及医疗专业的分工细化，医院所用诊疗器械发生了巨大变化。20 世纪 60 年代，诊疗器械所用的主要是耐湿、耐热的材料，结构简单，常规的清洗消毒及压力蒸汽灭菌即可满足正常医疗需求。20 世纪 70~80 年代，出现了不耐湿热的精密诊疗器械，消毒供应室开始用特殊的清洗及低温灭菌方法对此类器械进行有效处理。90 年代至今，各种导管手术、微创手术、移植手术等大量开展，新型、高值、精密复杂的器械不断被研发并应用于手术之中，在提高诊疗水平的同时，极大地增加了消毒供应室处理此类器械的难度。消毒供应室在建筑布局、设备设施、管理方式、岗位培训、人员素质及工作模式等诸多方面均不能满足医院的正常需求，医院感染管理也面临着极大的挑战。此时，消毒供应管理卫生标准的制定被提上日程，消毒供应专业亟待改变，以适应诊疗技术的发展和不断增长的院感预防与控制需求。

3. 专业发展阶段

行业标准的颁布明确了医院消毒供应中心的建设与发展应以保护人体健康、保证医疗安全为宗旨。其工作任务应与现代医院诊疗技术的发展相适应。在此背景下，各地卫生行政部门加强了对标准的培训与落实，通过医院评审对消毒供应中心进行质量评价或督查；授权医院感染质控中心或组建医院消毒供应质控中心，配合行政部门组织对标准的培训、指导与检查；在标准的框架内，根据医院感染防控的基本原则、结合专业发展，细化消毒供应的管理、操作规范，等等。各省市卫生行政部门还加强了对消毒供应中心的建设与质量管理，建立健全了消毒供应专业技术骨干培训系统。依据行业标准和实际工作需要，建立质量评价指标。针对基层医院面临的消毒供应中心建设的困难与问题，开展区域化的消毒供应中心服务。从制度建设、操作规范、流程优化、质量控制、教学培训、科研学术等诸多方面促进消毒供应中心的全面发展，结合发达国家与地区的成功经验，努力探索我国消毒供应中心的发展之路。现在，消毒供应中心的主要工作不仅包括对重复使用诊疗器械、器具和物品的清洗、消毒、灭菌，还与医院感染、护理、机械、工程、管理等融为一体，朝着具有综合性专业特点的方向发展。

二、消毒供应中心功能定位

自 2009 年版行业标准颁布实施以来，消毒供应行业获得了前所未有的发展，各级学会组织的建立、学术会议的定期举办、各级培训体系的不断完善，为消毒供应行业提供了诸多交流与发展平台。与此同时，消毒供应中心在医院内的功能得到了极大的丰富，功能定位出现了新的变化。

（一）消毒供应功能

消毒供应是消毒供应中心最本质、最核心，同时也是最具代表性的功能。这里的“消毒”与“供应”是广义的，超出了其本身的专业性概念。

消毒包括清洗、消毒、灭菌，即从污到洁，直至无菌状态的全过程。其中涉及影响灭菌效果的所有环节，包含清洁技术、消毒技术和灭菌技术。“供应”是指消毒供应中心作为一个物流中心，根据临床各科室、手术室或其他医疗机构的需求，建立并完善起来的物流系统。

在这个物流系统中，重复使用的诊疗器械、器具和物品由临床科室、手术室或消毒供应中心等承接“消毒供应”服务的医疗机构运送至消毒供应中心，经清洗、消毒、灭菌处理后，及时、准确、无误、高效地输送至目标单元，既能满足一般需求，又能根据特殊需求提供个性化服务。

（二）感染控制功能

自 20 世纪 80 年代中期我国医院感染管理工作起步至今，感染控制已成为医院医疗活动中的工作重点。消毒供应中心承担着医院所有重复使用诊疗器械、器具和物品的清洗、消毒和灭菌工作，其清洗、消毒、灭菌效果直接影响着使用者的安全。据部分发达国家统计，外科切口感染占住院患者感染总数的 14% ~ 16%，其中约有 20% 与器械有关。如今，医疗活动中高、精、尖医疗设备和技术的应用，在提高医疗水平的同时，也对消毒供应中心的工作提出了新的挑战，消毒供应中心的感控工作已成为医院感染管理中至关重要的一环。

（三）教学培训功能

在我国，消毒供应的从业人员以护理人员为主，但消毒供应自身的专业特性与护理人员最初学习的专业技能存在着根本差异，加之消毒供应专业起步较晚，造成了消毒供应专业人员的缺乏，而消毒供应专业水平的提升、相关标准的落实、医疗安全的有效保障都仰仗于雄厚的专业人才作为专业保障。在这种背景下，从业后的学习与培训便成为获得消毒供应人才的重要途径。自行业标准颁布实施以来，消毒供应获得了快速发展，医院内部的培训和院外培训体系的建立，使消毒供应人才的教学与培训成为其发展的明显特征。

（四）科学研究功能

近年来，得益于我国医院整体的快速发展，各级医院、医院各科室在科学研究领域取得了巨大进步。自 2009 年版行业标准颁布实施以来，消毒供应中心在国家政策支持、医院重视程度加强的背景下、建筑布局、人员编制、流程优化、质量控制、培训教育等诸多方面发生了巨大变化。消毒供应中心的科研学术能力也成为评价其工作业绩的指标之一，科研学术同日常消毒供应工作、感染控制、教学培训工作共同成为消毒供应中心突出的功能职责。

第三节　消毒供应中心组织架构及人员配置

一、组织架构

（一）组织架构的设置

组织架构是组织的框架结构，体现组织内各部门的相互关系，包括组织管理活动中涉及的权力、决策、业务执行和监督等管理层级之间的关系。精干、优化的组织架构能提升管理效能、实现科学管理。消毒供应中心是为医院提供消毒灭菌服务和再生医疗物品的重要部门，合理的组织架构有利于权责分明、协调合作，从而高效地达成目标，管控风险。中心应当按照医院规模、服务范围、工作量、工作任务及未来发展战略目标确立组织架构，由医院主管领导或相应业务副院长分管，建制设为科级。中心作为一个独立的科室，应设科护士长岗位，总负责整个中心工作，并由护理部直接领导，在相关职能部门的指导和监督下开展工作。消毒供应中心内部常规设立各工作区域组长，根据需求设置质控人员和设备维护员、库房管理人员、教学培训员等管理岗位（见图 2-1）。

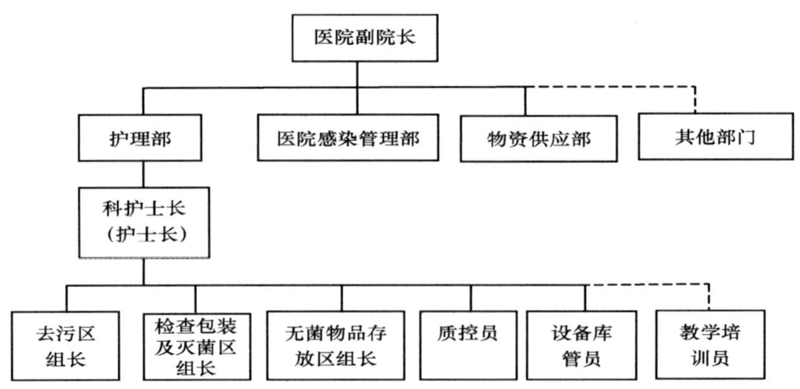

图 2-1 消毒供应中心层级管理

（二）组织架构的设置原则

（1）服务于医院总体发展目标，满足服务对象的需求。

（2）遵循统一指挥原则，明确各个岗位、职位的上下级关系。

（3）明确各工作岗位的工作职责和职权范围。

（4）执行与监督层分设，保障决策有效运行。

二、人力资源合理配置

（一）人力资源规划

1. 人员配置

消毒供应中心人员配置与医院规模密切相关，根据医院总体要求，结合自身规模、管理模式、工作范围及工作量等因素来综合规划人员。如果人员工作运行时间在 8 小时以上，人力配置数量应增加；接收 24 小时的手术室器械处理工作时，人员数量应增加。同时，还应对各层级人员专科理论知识及技能等进行系统化培训及考核，合格者再聘用上岗，以满足集中式管理的工作方式，确保医疗质量安全。

2. 人员知识层次

人员的知识层次结构应满足需求。管理型人才应具备大学本科及以上学历，学科理论知识扎实、知识面广，具有丰富的管理经验和管理技术。技术型人才应具备消毒供应专业的理论知识，且操作技能熟练。消毒员应具备消毒隔离的基础知识，熟悉设备操作流程。

3. 人员基本条件

护士应具备护士执业资格证书。消毒灭菌员必须接受相关专业知识和技能的培训，掌握高低温灭菌器的操作、待灭菌物品的装载、灭菌、收送等相关知识和技能，考试合格后方可上岗。其他工勤人员应选用大专及以上学历的人员。科室针对各层级人员制订各项任职条件，建立并完善岗位职责内容。细化评分方法及评判标准，定期考核员工岗位胜任情况，并依照评分准则和岗位风险高低决定奖酬金分配系数，等等。

4. 人员发展规划

医院消毒供应中心是医疗、护理和大型消毒设备仪器的使用与维护等多专业集中的科室，涉及各专业基础理论、知识、技能，对管理者及工作人员而言，会面对许多不熟悉的专业领域。因此，需要建立系统的、渐进的学习培训机制，制定员工学习发展规划并确定培养目标。其主要职责是：根据管理者、护士、消毒员、工人的特点，分析及评估具各自岗位培训需求、选择培训方法、制订培训规划，同时负责新进人员培训、课程设置、培训效果评估的方法、撰写培训评估报告。通过这种有效的培训机制实现每个工作人员职业生涯发展规划，有效地激发工作人员的主动性和创造性，促进消毒供应中心专业的发展。

（二）人力资源合理使用

为落实责任、便于管理，根据科室工作特点，消毒供应中心除行政排班外，也可变为连续排班或弹性排班，分层级管理，细化分工。所有护士则采取岗位轮转方式，这样不仅能提高自身业务水平，还可通过崭新的视角发现工作中的问题，提出改进方案。灭菌员及其他工作人员则由轮值改为分区域定员定岗，岗位相对固定，有利于提高个体劳动熟练程度，激发其创造力和潜能，促进区域内工作人员的团结协作精神；同时，工作量与绩效挂钩，最大限度地发挥人的主观能动作用。

1. 人员合理使用

（1）能级对应。消毒供应中心岗位有层级和种类之分，不同的工作岗位要求其工作人员具有不同的能级水平，但工作人员的能力和水平有差异，如护士与普通工人受教育程度不同也将影响其接受培训的效果和工作质量。管理者在配备三个区域不同岗位的人员时，应了解工作人员的能力水平，安排与之能力水平相应的岗位。也就是说，每一个人所具有的能级水平与要求其完成的工作任务相吻合，使每个岗位的年龄结构、知识结构、体能结构都与其员工分配符合。使经验丰富、技术水平高的老职工与精力充沛、体格健壮的年轻职工之间形成互补效应，做到能级对应，以利于科室整体功能强化，确保能够高效率地完成消毒供应中心的各项既定目标。

（2）优势定位。管理者用人时要考虑如何充分发挥每个人的长处，使之与本消毒供应中心的管理目标与专业发展的优势形成互补，同时形成专业发展和个人成长相互促进的良好文化氛围。工作人员能正确评估自身的劣势和优势所在，可根据各岗位的要求，结合优势，选择最有利于展现优势的岗位。作为管理者也应根据个体优势，分配岗位；同时可根据本专业发展方向，有意识地培养各类型人才，创造良好的实践环境。

（3）动态调节。消毒供应中心人员在不同岗位上有计划地轮岗或承担不同的工作职责，不断有新的尝试和锻炼，这有利于专业人才的成长，也使能级对应、优势定位在不断调整的过程中得以很好地实现。岗位要求是不断变化的，人对岗位的适应也有一个实践和认识的过程。在这个过程中，有各种原因可能导致能级不对应，管理者的动态调控就显得极为重要。当工作人员或岗位要求发生变化，需要适时地对人员配置进行调整，始终保持合适的人在合适的工作岗位。

（4）提升机制。消毒供应的专业具有特殊性，相对护理专业而言，具有更多的跨专业的知识和技能。另外，消毒供应团队是由护士、技术工人、普通工人组成，共同完成工作。因此，对专业人才的培养是消毒供应中心管理者十分重要的任务，要让消毒供应中心内部工作人员有迁升的机会，包括护士长、组长等岗位，要营造公开竞争的良好氛围，帮助本科室工作人员迅速成长，达到自我实现的目标。

人力资源能否得到很好开发，关键在于其主管部门及管理者要在消毒供应中心内部建立起人才资源的开发机制和激励机制，这也是促成消毒供应中心发展的动力。

2. 人员合理排班

消毒供应中心排班应遵循的原则有：以临床为中心，以提高工作质量和效果、降低人力成本为目的，尽量满足工作人员的合理要求。排班模式主要有连续性排班和弹性排班两种。

（1）连续性排班。由于临床工作的不间断性，消毒供应中心实行全年不间断的排班原则。根据医院无菌物品需要量进行排班，如遇节假日前后、夜间、中午等时段，需要及时与临床沟通，了解器械使用的规律，使人力的配置能满足上述时间段的需要。

（2）弹性排班。管理者根据工作量随时增减当班人数，随时进行弹性调配，保持各班工作量基本均衡，人员调配合理，最大限度地满足临床和手术需要，保证工作质量和效率。

3. 人员紧急调动方案

（1）凡遇到突发事件，需要大量增加无菌物品，当班人员无法解决时应及时向护士长报告。护士长必须启动紧急调动方案，并同时报告护理部，实行层级汇报制。

（2）凡遇到突发公共卫生事件、大型医疗抢救、特殊病例的手术等，消毒供应中心所有人员应遵从医院领导小组的统一调动和安排，并完成工作任务。

（3）启动紧急预案，建立有效的通信联络，保证消毒供应中心护士长能迅速安排备用工作人员，并及时有效到位。

三、人员配备及岗位设置

（一）人员配备

人员的配置应根据医院规模、消毒供应中心的工作量、是否承担区域化消毒供应任务，以及岗位需求等方面科学合理地进行。随着科学的发展、手术方式的不断改变、手术器械的不断推新，消毒供应专业也正飞速发展与进步，因此，在人员配置上，管理者应从多方面考虑人员的配置结构以满足需求。

依照相关行业标准，要求医院应根据消毒供应中心的工作量及各岗位需求，科学、合理配置具有执业资格的护士、消毒员和其他工作人员。消毒供应中心的工作人员应当接受与其岗位职责相应的岗位培训，正确掌握以下知识与技能：

（1）各类诊疗器械、器具和物品的清洗、消毒、灭菌的知识与技能；

（2）相关清洗、消毒、灭菌设备的操作规程；

（3）职业安全防护原则和方法；

（4）医院感染预防与控制的相关知识；

（5）相关法律、法规、标准、规范。

此外，还应建立消毒供应中心工作人员的继续教育制度，根据专业进展，开展培训，更新知识。

（二）岗位设置

1. 岗位设置目的

消毒供应中心岗位设置的目的是为组织提供充足的、合格的工作人员。科室工作岗位人员由护士、消毒员和其他工作人员组成。根据医院自身规模、管理模式、工作范围及工作量等因素，高层管理人员应充分评估各岗位人员配置情况，制定岗位细则，确保工作质量和效率。消毒供应中心岗位分为管理岗位、专业技术岗位和工勤技能岗位。

管理岗位是指具备医院感染、护理专业的基础知识和消毒供应专业实践工作经历，承担领导职责和管理任务的工作岗位。其岗位设置要以提高效率为目的，符合消毒供应中心管理工作需要，逐步推进管理职业化进程。

专业技术岗位是指从事专业技术工作，具有相应专业技术水平和能力要求的工作岗位。其岗位设置要符合消毒供应中心工作和人才成长的规律特点，适应学科发展需要。

工勤技能岗位是指承担技能操作和维护、后勤保障、服务等职责的工作岗位，以保障消毒供应中心日常工作能够正常运行。

2. 常见岗位及职责

（1）管理岗位：主要包括护士长、去污区组长、检查包装及灭菌区组长、无菌物品存放区组长、教学岗和库房管理岗、感染控制助理岗。

护士长：负责消毒供应中心的质量控制、成本控制、人力资源、领导中心发展。

去污区组长：负责去污区的所有质量控制，组织去污区人员培训，完成常规事务，等等。

检查包装及灭菌区组长：负责检查包装及灭菌区的质量控制，组织区域内人员培训，完成常规事务，等等。

无菌物品存放区组长：负责无菌物品存放区的质量控制，组织区域内人员培训，完成常规事务，等等。

教学岗：负责科室各层级员工的整体培训。

库房管理岗：负责科室各种物资和设备的计划、申报、盘点等工作，协助护士长做好成本管控。

感染控制助理岗：负责科室整体的感染控制。

（2）去污区常见岗位：主要包括高低温物品回收岗、手工清洗和擦拭岗、器械清洗岗。

高温物品回收岗：负责所有可耐高温的、重复使用的诊疗器械、器具和物品的回收工作。

低温物品回收岗：负责所有不耐高温的、重复使用的诊疗器械、器具和物品的回收工作。

手工清洗岗：负责所有精密器械、管腔器械等的手工清洗。

手工擦拭岗：负责所有不耐湿器械的手工清洗。

机械清洗岗：负责所有机械清洗的物品的上框装载。

（3）检查包装及灭菌区常见岗位：主要包括手术器械包装领班岗、卸载岗、手术器械整理、清点及包装岗、低温包装（领班）岗。

手术器械包装领班岗：负责手术器械的包装管理，特殊事件的处理、交班，等等。

卸载岗：负责所有手工清洗、机械清洗物品的分类下框。

手术器械整理岗：负责手术器械的清点、整理。

手术器械清点岗：负责手术器械的二次核查、整理、装框。

手术器械包装岗：负责手术器械的二次包装。

低温包装（领班）岗：负责低温物品的包装管理。

低温包装岗：负责低温物品的检查、包装。

（4）无菌物品存放区常见岗位：主要包括消毒员（协助）岗、设备维修岗、发放岗。

消毒员岗：负责灭菌器的日常维护和保养，高低温物品的装载、灭菌，等等。

消毒员协助岗：负责协助消毒员上架、装载。

设备维修岗：负责各种仪器设备的保养计划、报修、督促厂方落实设备的年维护保养。

发放岗：负责无菌物品的发放。

四、岗位培训

岗位培训是指根据岗位需求所应具备的知识、技能而为在岗员工安排的培训活动，其目的是提高岗位人员的业务知识、技术能力等。

消毒供应中心应开展多元化、分层次的培训，理论与操作并进。

（1）设有教学管理岗的，可在护士长的指导下负责制订全科人员培训计划。

（2）各个区域组长分别负责去污区、检查包装及灭菌区、无菌物品存放区的教学培训并落实。

（3）设有医院感染控制岗的，应负责全科感染控制相关培训及落实。

（4）建立消毒供应中心各层级员工培训方案，可按照护士、技术工人、普通工人进行分类，按照工作年限划分组别。

（5）培训应有明确的时间规划，短期培训每年更新，中长期培训 2~3 年更新。

（6）理论和操作均应纳入培训计划，分阶段系统培训，培训方式多样，可以采取课堂授课、专题讲座等形式。

参考文献

[1] 黄浩，方玲，周晓丽．医院消毒供应中心管理手册[M]．北京：科学出版社，2018.

[2] 刘玉村．医院消毒供应中心岗位培训教程[M]．北京：人民军医出版社，2013.

第三章
消毒供应中心建筑布局

朱娟　史晓怡　邱凯凯　陈晓华

医院消毒供应中心在预防医院感染管理中占有重要地位，在建筑设计中应符合国家相关的消毒供应中心行业标准、消毒技术规范以及医院建筑相关标准。只有通过科学的建筑设计，全面考虑不同清洁程度物品流动的过程及环节，才能实现消毒供应中心设计的合理性和科学性，不断提高无菌物品的质量，有效降低院内感染的发生率，为医疗质量的安全提供保障。本章将从建筑布局、净化、消防三个方面为医院消毒供应中心的设计者、施工者、使用者提供参考意见，使医院消毒供应中心建设更加功能化、人性化、智能化、艺术化。

第一节 概述

一、消毒供应中心建筑布局变化与概况

（一）国内消毒供应中心建筑布局发展史

国内医院消毒供应中心建筑布局的发展经历了一个翻天覆地的变化过程。

在20世纪80年代前，消毒供应中心只是分散于各临床科室的消毒室，导致工作重复，设备繁多，难以确保灭菌质量。

1978年，卫生部颁发了《医院消毒供应室实验标准》，从布局上对消毒供应室提出要求，统一标准。

1988年，卫生部颁发了《医院消毒供应室验收标准（试行）》，对消毒供应室的新建和改扩建提出了具体要求。

20世纪80年代后，成立了针对手术室器械消毒的供应室，由于当时建筑主要为自然通风，所以消毒供应室的位置和门的开设还要避免污染或干扰手术室，敷料间和灭菌间要与手术室保持一定距离。

20世纪90年代末，消毒供应中心开始统一管理全院医疗物品的消毒供应工作，考虑到转运方便，一般设立在一层。此时供应室多处于医院非中心地段，多建于地下室、污水处理站和洗衣房旁等区域，面积狭小、环境较差、无法做到功能分区。

2009年，消毒供应中心行业标准出台，要求消毒供应中心实施集中化管理，“供应室”更名为“消毒供应中心”。行业标准中对消毒供应中心的建筑设计提出了明确的要求，包括选址、布局、装修及设备设施配备等，全国各级医院消毒供应中心为符合标准要求纷纷进行了新建和改建。

近年来，随着我国医疗技术水平的提高，越来越多的医院开始重视消毒供应中心的发展。区域化消毒供应中心应运而生，如深圳市福田区消毒供应中心、华西医院消毒供应中心等。消毒供应中心的建设越来越受到医院管理者、设计者和设计研究者的重视，

发展迅速，投入持续增加，但是现阶段消毒供应中心在建设使用过程中仍存在一些缺陷，相关研究也存在不完善的地方，尤其是一些医院消毒供应中心高投入、低产出之间的矛盾，不同规格等级标准的混淆，仍需要医院的设计者和管理者进行更全面的探索。

（二）国外消毒供应中心建筑布局发展史

查阅国外相关文献发现，发达国家如英国、美国、加拿大、澳大利亚等在 19 世纪末 20 世纪初同样经历了消毒供应中心部门变迁改革的一系列过程。这些变革产生的最重要影响是：消毒供应中心开始承接手术室器械消毒，从而导致消毒供应中心在建筑布局、人员培训要求、设备管理各个方面开始遭遇前所未有的挑战。

在消毒供应中心的建设中，一些发达国家的医院先通过对消毒用品的准确估算，配备相应生产能力的先进、高效的消毒设备，再配置合理的工作人员，使整个工作程序严格、高效、准确，非常值得借鉴与学习。例如，在对许多医院进行基础调研后，欧洲开发了一个电脑应用软件，只需将某个特定医院的基本数据（如床位数、年门诊量等）输入电脑，即可计算出该院消毒用品的需求量、各种消毒用品所占比例、一次性消毒用品的需求量等，从而指导消毒供应中心每天的生产和供应量，然后准确推算出面积标准、设备配置和人员配备。以上研究表明，一个消毒供应中心的设计，从确定医院消毒用品的需求、相关设备的选择，到高效的生产程序、合理的人员配置、优化的运输方式，均遵从合理、科学的方案，满足供应需求，值得学习和借鉴。

医院消毒供应中心的规范化建设与良好运行，是多个环节的集成和整合，相互连接与协调、相互支撑与制约。建筑布局的设计方案至关重要，其决定了布局规范性、流程顺畅性、运用实用性、管理严谨性，而施工和装修则决定其使用效果及运行成本。因此，在建筑设计和施工过程中，每道工序完成后必须经监理和建设单位验收，否则不能进行下一道工序施工；所有隐蔽工程和大宗材料进场必须经过验收合格；各类设备进场需认真核对设计参数；各专业系统性能测试也必须进行验收（如水、电、蒸汽等）。

二、相关概念

（一）医院物流

狭义的医院物流是指药品、耗材的采购供应和分配；广义的医院物流是指所有在医院发生的、为保证完成对病人的治疗和护理所需的病人及医护人员的医用及生活用物品的供给及配备，以及对不再需要的物品及垃圾的处理。

（二）给排水系统

给排水系统是为人们的生活、生产和消防提供用水和排出废水的设施总称。其中，给水系统是通过管道及辅助设备，按照建筑物和用户的生产、生活和消防需要，有组织地输送到用水点的网络，包括生活给水系统、生产给水系统和消防给水系统。排水系统是通过管道及辅助设备，把屋面雨雪水、生活和生产产生的污水、废水及时排出的网络。

（三）空气净化

空气净化是指降低室内空气中的微生物、颗粒物等，使其达到无害化的技术或方法。

（四）空气净化消毒装置

空气净化消毒装置是指去除集中空调通风系统送风中微生物、颗粒物和气态污染物的装置。

（五）排风系统

排风系统是指为防止设备在生产过程中产生的有害物对车间空气产生污染，往往通过排气罩或吸风口就地将有害物加以捕集，并用管道输送到净化设备进行处理，达到排放标准后，再回用或排入大气。当生产中有多台这样的设备，且每台局部排风量无须很大时，出于经济上的考虑，往往用管道将它们连成整体，组成局部排风系统，整个系统共用一台净化设备和风机。

第二节 消毒供应中心建筑布局设计

医院消毒供应中心新建、扩建和改建，应遵循医院感染预防与控制的原则，遵守国家法律法规对医院建筑和职业防护的相关要求，进行充分论证。论证专家成员应包括：消毒供应、医院感染管理、护理管理、总务基建、设备管理部门、设备厂家工程师和设计师等相关人员。消毒供应中心建筑设计既要满足工作需求，又要能提高工作人员士气，创造一种愉悦的工作环境。

一、选址要求

（一）邻近主要服务科室

消毒供应中心宜接近手术室、产房和临床科室，与手术室之间应有物品直接传递专用通道，可设计为同层或者直接相邻的上下层连接。下收下送路线符合消毒隔离原则，交通便利，无路障、楼梯、陡坡等影响装载车辆运行和人员安全的因素。

（二）不宜建在地下室或半地下室

消毒供应中心应保持良好的通风与采光，要求周围环境清洁、无污染源。消毒供应中心的给排水管网复杂，考虑到楼层渗水的可能，下方科室设置应尽量避开配电间、药房、手术室、放射科等，避免渗漏水对医院工作造成严重影响。

（三）考虑节能

消毒供应中心的工作有清洗、消毒及灭菌环节，会大量使用冷热水及蒸汽。医院后勤供给热水及蒸汽管道不宜过长，避免输送途中能耗过度，而且蒸汽管道过长、路径过多，容易蓄积冷凝水，降低蒸汽质量，影响灭菌效果，导致湿包和蒸汽污染的发生，存在极大安全隐患。因此，消毒供应中心的位置应邻近后勤冷热水及蒸汽供给部门，减少输送管道的距离。

（四）敷料接收便利

如消毒供应中心承接手术室敷料的包装及灭菌工作，还应考虑与洗衣房清洁敷料对接的便利性。

（五）延伸服务

接收外来服务时，应能方便对接大型运输车辆的装卸载需求，有运输车辆停放和清洗消毒的场地和设施、物品暂存和交接的空间。

二、建筑面积要求及划分

消毒供应中心的建筑面积应符合医院建设方面有关规定并与医院的规模、性质、任务相适应，兼顾未来发展规划的需要。

（一）消毒供应中心建筑面积的影响因素

（1）医院运营模式。综合性医院、专科医院、复用诊疗器械和物品的处理外包给第三方医疗消毒服务机构，外接其他医疗机构复用诊疗器械等不同的运营模式对消毒供应中心建筑面积均有影响。例如，外包给第三方医疗消毒服务机构的医院，其消毒供应中心可以仅设立污染器械收集暂存间、灭菌物品交接发放间、洁车污车清洗消毒存放间即可，有条件者可设立一个小面积的应急器械处理中心。

（2）工作量。复用诊疗器械、器具和物品的处理数量是影响消毒供应中心建筑面积最重要的因素之一，包括可能的未来需求以及对潜在第三方的额外服务。

（3）器械基数与周转频次。如果器械基数配备充足、周转频次慢，消毒供应中心的仪器设备数量可以适当减少。

（4）下收下送频次。下收下送频次快，器械堆积数量少，工作量较平均，消毒供应中心的仪器设备数量可以适当减少。

（5）工作时长。消毒供应中心工作时长越长，累计工作量越少，也可以减少面积的范围和设备的数量。

（6）设备故障维修及包含定期检查在内的“故障及维修”时间。消毒供应中心主要清洗、消毒、灭菌设备在当地是否设有维修点和配件库房，决定了设备故障的维修时间，故障维修时间越长，需要配备的设备数量越多。

（7）考虑部门容量增长，预留机位的大小与多少。

设计者应综合考虑上述影响因素后，详细测算出消毒供应中心运行所需的建筑面积，避免面积不足或过大，影响消毒供应中心履行功能或增加运行成本。

（二）消毒供应中心各区面积的划分

消毒供应中心各区面积的划分应根据各区工作量及工作性质据实考虑，以工作区域优先，工作区域内按照检查包装及灭菌区优先的原则进行面积分配。此外，还应考虑到各区域内固定及可移动式平面设备（清洗消毒设备、平车、包装台面等）的尺寸及占地面积，去除以上面积的同时，再结合消毒供应中心空间使用主体工作时的基本尺度，计算该区域内工作人员实际可使用的面积，以免活动空间不足导致人员不适及流程不畅。国内有文献提及消毒供应中心各区域面积划分，可作为参考意见：检查包装区与灭菌区占 35% ~ 40%，去污区占 30% ~ 35%，无菌物品存放区占 20% ~ 22%，辅助区占 15% ~ 20%，缓冲间面积为 $5m^2$ ~ $10m^2$。

三、布局设计及装修

（一）布局设计

消毒供应中心建筑布局分为辅助区域和工作区域。辅助区域包括工作人员更衣室、值班室、办公室、休息室、卫生间等。工作区域包括去污区、检查包装及灭菌区（含独立的敷料制备或包装区间）和无菌物品存放区。工作区域的划分原则、温湿度要求与材料要求应符合《医院消毒供应中心第 1 部分：管理规范》的具体要求以及其他需考虑要求。

（1）材料库房与工作区域之间应设立材料运送室，在材料运送室中去除送到检查包装间各类物品的外包装。

（2）材料仓库内应分区储存不同类别物品，化学品及易燃易爆的危险品储存需符合国家相关规定。

（3）在各工作区域的入口应设置缓冲间。各区缓冲间应安装联锁大门，保证两侧门不能同时开启，且应开向气压高的一侧，门的尺寸要能允许设备通过，门上方可设置玻璃观望窗。缓冲间内可张贴进入工作区域前的温馨提示，如人员正确着装及防护、七步洗手法等。缓冲间应设洗手设施，采用非手触式水龙头开关和消毒洗手液。去污区缓冲间可设更衣柜和鞋柜。

（4）去污区和检查包装间的窗户不能开启，应密封平直，易于清洁，不易积尘，生活辅助区的窗户可开启。

（5）消毒供应中心应设置物品装载器具及车辆的清洗消毒间及存放间。去污区、检查包装及灭菌区、辅助区均应设置洁具间。检查包装及灭菌区内的洁具间应采用封闭式设计。无菌物品存放区内不应设洗手池。

（6）消毒供应中心应设专用的清洁物品通道和接收窗口。

（7）设计安装时应考虑未来自动化需求。例如，取代了人工下收下送的医用气动物流传输系统和轨道式物流传输系统（采用天顶轨道和专用竖井的物流途径）需要一定的安装空间，贯穿医院整体建筑布局，故应在医院建筑设计前期便纳入考虑范围。

（二）装修要点

消毒供应中心的建筑、装饰材料选择应符合《医院消毒供应中心第1部分：管理规范》的基本要求。

（1）应严格遵守医院建筑相关要求，不产尘、不吸尘，遵循便于清洗、消毒、防潮、防滑、耐磨、耐腐蚀及防火的原则。墙壁、天花板应选择光滑无缝易清洗、耐碰撞的材料。墙面下部踢脚线应与墙面平齐或凹于墙面。墙角宜采用弧形设计以减少死角，转体处为圆角。

（2）地面装修应选用防滑、耐磨、耐腐蚀、易清洗的材料，不建议选用弹性材料的地板，因为推车有阻力，建议采用PVC地板胶和橡胶地面，地板胶要上墙，墙角采用弧形。地面颜色为纯色、浅色，不建议选用碎花式。设备维修舱内涂环氧树脂，同时需要有防止设备漏水的措施。去污区、洗车间、洁具间、卫生间等均需设地漏，地漏必须采用防返溢式。污水排放管道内径应大于入水管道，并与医院污水处理系统相连接。二楼及以上楼层应符合设备重量的承重要求。地面设防水层，以防水渗漏。

（3）墙面材料选择及建议见表3-1，墙的阴阳角全部采用圆弧过渡。门柱和墙的阳角应有防撞设施。室内墙面设防撞条或防撞护栏。

表3-1 墙面材料特点对比表

材　料	特　点	工　期	硬　度	颜　色
彩钢板	材料便宜	工期简单快捷	不耐撞	颜色单一
铝塑板	需配合轻钢龙骨、石膏板使用	工期长	硬度高于彩钢板	多颜色可选
釉面板	需配合轻钢龙骨、石膏板使用，材料贵	工期长	硬度高于彩钢板	颜色不多，但观感佳
喷塑钢板	材料贵	工期长	硬度高	颜色可定制
瓷砖	材料便宜	土建公司承接	地面滑，有接缝，不符合要求	多颜色可选

（4）吊顶装修可选用缝隙较少、表面光滑、防发霉、厚度较小、可以隔音隔热的材料。

（5）门窗结构宜简单，表面光滑便于擦洗，关闭后密封性能好，安装自闭器或自动门。各工作区域内可开窗，以增加自然光线，保持良好的工作环境。

（6）脉动预真空灭菌器及全自动清洗消毒器应采用不锈钢板等作为隔断，加保温层，防噪音，预留检修门。

（7）参观走廊可选用钢化玻璃隔断，避免参观时大批参观人员进入工作区，影响正常工作。

（8）对污染区、清洁区、无菌区地面可进行分色，以便区分不同区域。污染区可为浅红色，清洁区可为浅绿色，无菌区可为浅蓝色。

四、消毒供应中心设备设施

医院应根据消毒供应中心规模、任务及工作量，合理配置清洗消毒设备及配套设施。设备设施应符合国家相关标准或规定。设备安装时，部门使用者必须现场确认配套的介质管线及相关的工程施工是否符合设备安装要求，落实相关介质软化水、纯水、给水、排水、供电、地面、蒸汽、压缩空气、物流等设备的相关预留是否到位，是否符合安装要求。

（一）给排水系统

消毒供应中心是医疗建筑内重要的用水部门，其大部分工作流程均涉及用水及排水。给排水系统既要保证设备正常使用需求，又要考虑医护人员的工作环境。因此，设计科学合理的给排水系统是设计好消毒供应中心的基础。

（二）蒸汽系统

目前，医院蒸汽供给方式分为集中式供给和自给式供给两种，可根据医院消毒供应中心实际情况进行选择。集中式供给是由医院动力科统一提供蒸汽。优点是方便后勤统一管理。缺点是能耗过大，蒸汽供给管路过长导致冷凝水多，且焊缝处易生锈，蒸汽有杂质，易造成灭菌器故障。自给式供给为纯净蒸汽发生器设备供给。优点是管道连接距离短，蒸汽能耗损失小，易检查、易更换，能及时、准确发现和处理滴漏与堵塞。缺点是需要根据实际使用量调整除垢周期。

（三）电气系统

电气系统主要涉及强电、弱电及照明三部分。

1. 强电

医院的电气负荷按其性质分为一级负荷、二级负荷、三级负荷。消毒供应中心属于一级供电负荷。其供电设计中主电源应采用双重高压电源供电，当一路电源发生故障时，另一路电源立即启动供电，保证设备正常运行。消毒供应中心的设备数量较多，供电需求为220V、380V两种，应提前与设备工程师进行沟通，在相应区域内布置所需电源。另外，消毒供应中心在清洗消毒及灭菌设备选择时，可选择安装电力和蒸汽可相互转换的清洗机和配备了蒸汽发生器的灭菌器。当医院锅炉房蒸汽供给不足时，可通过电力加热纯水，供给热水和蒸汽，保证设备应急运行。对大型设备有超电压冲击保护装置，设备有不间断电源或备用电源的要求。

2. 弱电

设置完善的智能弱电系统是消毒供应中心工作正常运行的重要保障。医院消毒供应中心的弱电系统主要有：

（1）火灾自动报警及消防联动系统；

（2）视频监控系统：用于医院安防监控和工作流程监控与记录；

（3）电话系统：院内有线通信；

（4）医院计算机网络系统：内网和外网线路；

（5）可视通话门禁系统：限制外来人员进出，保证科室安全和消毒隔离要求；医院还可根据自身发展的需求进行个性化设置，满足消毒供应中心工作需求。

3. 照明

照明系统设计是现代化消毒供应中心施工中不可或缺的重要环节，直接影响到清洗消毒和检查包装质量。因此，在照明设计时，应严格按照医院消毒供应中心对工作区域照明的要求（见表3–2），并与自然光相结合，实现光强的最佳化调节。

表 3-2 消毒供应中心工作区域照明要求

单位：lux

工作面 / 功能	最低照度	平均照度	最高照度
普通检查	500	750	1000
精细检查	1000	1500	2000
清洗池	500	750	1000
普通工作区域	200	300	500
无菌物品存放区域	200	300	500

（四）压缩空气

压缩空气是消毒供应中心设备运行所需的动力源之一，因此在建筑设计时应充分考虑以达到最佳使用效果。

1. 压缩空气气源品质

压缩空气气源品质在国家现行规范中没有具体要求，但根据消毒供应中心的工作特点，去污区和检查包装区需使用气枪对清洗消毒后的管腔等器械进行干燥并检查干燥效果。压缩空气的品质应参考 GB 50751《医用气体工程技术规范》，应进行除水、除油、除尘、除菌处理，否则可能会对器械、器具造成二次污染，甚至导致灭菌失败。

2. 压缩空气供给方式

若医院消毒供应中心面积大、清洗消毒和灭菌设备较为分散，且医院有集中供气源，应选择医院集中供给的方式。在设计图纸时，将压缩空气的预留供给点位进行标注，并可在出气口安装气表以直观观察气量。

若消毒供应中心面积小，医院无集中气源供给，应选择出合适机型的医用空气压缩机组供给。压缩空气管道材质应采用无缝铜管或无缝不锈钢管，并通过流速和压力计算安装管径，以充分保证终端的气体压力值。

（五）物流系统

消毒供应中心传统物流主要是人工下收下送。随着科技的发展，自动化物流逐步彰显其优势。自动化物流系统主要有医用气动物流传输系统、轨道式物流传输系统、自动导引车传输系统三种。目前医院最常用的系统为气动物流传输系统，主要传输相对重量轻、体积小的物品。轨道式物流传输系统可传输相对较重、体积较大、运输速度要求不高的物品，一般装载重量可达 10 ～ 30 千克，有利于运输医院输液、大量的检验标本和供应室的物品等。自动导引车运输系统主要用于运送患者餐食、衣物、医院垃圾、批量的供应室消毒物品等。

由于国内医院物流系统发展时间很短，故没有相应的规范要求出台。下面主要讨论前两种物流方式的设计要点。

（1）进行前期规划。在医院建设初期，管理者就应充分重视物流系统的建设。设计方和院方充分沟通，形成最佳意见，同时尽可能避免相关工程干涉及冲突问题，预留出吊顶空间和垂直井道。

（2）满足传输需求。参考医院床位数、门诊量、功能科室分布、日常传输量等数据来决定工作站点和传输路径。

（3）预留扩展空间，满足医院未来物流发展需求。

（4）符合相关消防规范要求。

第三节　消毒供应中心空气净化要求

空气质量对消毒供应中心的工作质量有重要影响。2012 年发布的《医院空气净化管理规范》中要求消毒供应中心空气中的细菌菌落总数≤ 4cfu/（15min・直径 9cm），合理有效的通风空调设置是满足感染防控要求的必要条件。

一、各区域空调通风设计原则

（1）空气流向由洁到污，采用机械通风，去污区保持相对负压，检查包装区、灭菌区、无菌物品存放区保持相对正压。各区域的空调系统应功能独立，单独成系统。

（2）去污区属于污染区域，该区域的空调通风设计应做到温湿度适中，能快速、充分稀释和排除室内的高温、高湿和化学气体，给工作人员提供一个安全、舒适的工作环境。

（3）检查包装区、灭菌区、无菌物品存放区属于清洁区，未强制要求空气净化，但要有良好的通风系统。条件允许的医院可设置净化空调，通风系统需要对设备产生的高温、高湿蒸汽进行排除，保持检查包装区空气清洁无尘，无菌物品存放区符合无菌物品储存条件。

（4）生活辅助区设置中央空调，保持常压，充分考虑工作人员舒适度。

二、各区域压差值数值参考范围

通过气流组织设计，合理布置送、排风口，综合计算各区域的送排风风量，使各区域气压梯形分布。目前对区域的压差值还存在学术争议，表 3-3 列举了有代表性的两种区域压差值（仅供参考）。另外，关于无菌物品存放区是否应该安装净化空调，行业规范和国家标准有不同意见。

表 3-3 消毒供应中心区域压差参考值

区域	空调设计	压力差参考值 1	压力差参考值 2
生活辅助区	中央空调	常压	常压
去污区	中央空调 + 设备排风	−5pa	−5pa
检查包装及灭菌区	中央空调（建议净化空调）+ 设备排风	器械包装间、高温灭菌区 +20pa；敷料包装间 +15pa	器械包装间、高温灭菌区 +10pa
无菌物品存放区	中央空调（WS/T 368-2012 建议安装净化空调，GB 51039-2014 则要求安装净化空调）	+15pa	+15pa

注：压力差参考值 1 来源于英国标准。压力差参考值 2 来源于国内规范。

三、工作区域温度、相对湿度及机械通风换气次数要求

在2016年版《医院消毒供应中心第1部分：管理规范》中，明确指出消毒供应中心各工作区域的温度、相对湿度和机械通风的换气次数宜符合表3–4要求。各区域温度：冬季不宜低于18℃，夏季不宜高于24℃。相对湿度：冬季不宜低于30%，夏季不宜高于60%。

表3–4 工作区域温度、相对湿度及机械通风换气次数要求

工作区域	温度/℃	相对湿度/%	换气次数/（次/h）
去污区	16～21	30～60	≥10
检查包装及灭菌区	20～23	30～60	≥10
无菌物品存放区	低于24	低于70	4～10

四、安装要点

（1）工作区域应有数字式（机械式）的温度、压力差、湿度显示屏，并有报警功能，一旦出现故障，能及时提醒工作人员。通风系统应有备用马达，有显示器能显示错误报警信息。缓冲间的门下端应留有卸风压的百叶。

（2）工作区域空调应选用四管制空调系统，保持四季温湿度恒定。消毒供应中心工作性质特殊，设备多为高产热，因此工作区域要合理计算空调冷负荷。冷负荷源包括：清洗机、干燥柜和灭菌器外表面散热，清洗、干燥及灭菌后的物品散热，新风带来的热空气，外围墙体和门窗结构传热，人员及照明，等等，上述冷负荷均应考虑在空调制冷的调整设置中。空调的新风系统，新风应占40%以上，防止工作人员出现缺氧胸闷的情况。生活辅助区尽可能进行自然通风，可采用两管制空调系统。

（3）工作区域若局部使用化学制剂、压缩空气或润滑及测试，需局部排风，并提供良好的通风。在需抽出机器排出的蒸汽和热量的房间，推荐机械排风。去污区应有一个独立的排风系统，有自动逆转设备的双马达风扇，保证抽气系统的外部排风不会受逆

风所产生的回压影响，而通过空气进口阀将废气再引入建筑中。环氧乙烷灭菌间的建设必须满足其排风需求，合理设置排风口，拥有单独的排风管道系统，屋顶排气管必须符合工程师的要求进行安装。清洗机、高温干燥柜和灭菌器的排风系统应是独立的、专用的，不依靠该区域的抽气系统。蒸汽灭菌器维修舱可引进新风换风或者安装冷空调。生活辅助区的男女卫生间需要强制排风排到室外。库房不需要机械通风。

（4）工作区域中，化学物质浓度应符合 WS/T 367 中附录 C 的要求，宜在环氧乙烷灭菌、低温甲醛蒸汽灭菌等工作区域配置相应的环境有害气体浓度超标报警器。

（5）工作各区域应保持门窗（特别是传递窗、缓冲间门）随时关闭状态，以免净化滤芯过早损坏，影响空气净化效果。英国相关规范强制要求，（洁净室中）不能打开的窗户必须是完全密封不透气的，窗框不能有突出部分和接头，以免积尘。

第四节　消毒供应中心消防设计及安装要求

消毒供应中心工作性质特殊，仪器设备数量多、用电负荷大、有易燃易爆化学品使用，是火灾高危部门，医院消防防控的重点部门。

一、建筑消防设计要点

（1）医院总体规划设计时，消毒供应中心应安排远离火灾高危部门，并能确保消防人员易于进入。在进行新建、扩建及装修改造时，其防火设计应符合国家现行消防技术标准的要求。

（2）室内设计要充分考虑安全防火门、紧急疏散通道、出口指示标识、防火、防烟的要求，根据建筑布局和医用面积情况考虑隔离防火闸。人员进出通道应根据建筑面积、工作人员数量合理设计宽度，有利于紧急撤离。

（3）给排水设计时要充分考虑到冷、热水路的合理布局（工作用水和消防用水）。室内消防给水系统应与生活、生产给水系统分开独立设置。给水、排水管道不应从洁净室、强电和弱电机房以及重要医疗设备用房的室内架空通过，必须通过时应采取防漏措施。

（4）材料库房内应尽可能减少电路和水路设计。易燃易爆等危险品管理必须遵照相关规定，做好分区管理，不混放。

（5）在设置防火门窗、卷帘以及防火墙、防火封堵等装置时，应符合相关规范（GB 50045、GB 50016）的要求。

（6）管道井、电缆井、排水排烟等设施应是不可燃烧体，耐火时间极限至少 1 小时以上，布置在这些位置用于检修的门按丙级防火门设计。

（7）消毒供应中心内应设排烟设施，可采用机械排烟设施或可开启外窗的自然排烟设施。

二、装修中的消防要点

（1）室内装修应按 GB 50222《建筑内部装修设计防火规范》中的要求，采用不燃烧或难燃材料（墙面、地面及天花板）装修，地面可采用优质 PVC 防静电地板，可耐磨、阻燃、耐腐蚀且整体铺装效果好。设备电缆选取无烟型或者少烟型，避免火灾中出现有毒浓烟。工作区域内的电源插座应采用防水安全型插座，定期检查电线是否老化，避免电线短路引起火灾。

（2）消毒供应中心应设有火灾自动报警系统，大型设备区域应设有烟感报警器。

（3）如医院设有轨道式物流系统，则应在井道小车出口处安装防火窗，井道间需要安装甲级防火门且轨道式物流系统在穿越墙时应通过防火门，避免破坏防火分区。如医院设有气动物流传输系统，气动物流的管道应为 PVC 或镀锌钢管材质，这两种材质均符合防火要求。在穿过防火墙和楼板时需要安装防火隔离套管，管道不能穿过变形缝，如果必须穿过，应在穿过处加设不燃烧材料套管，并用不燃烧材料填塞套管与缝之间的空隙。气动物流传输系统的管道应靠外墙设置，系统应有事故状态下紧急转送可燃物品的技术措施，管路上安装压力检测和泄压控制装置。设置专门的系统管道井，加设与系统匹配的专用防火阀，同时要求在穿过防火墙和变形缝的管道两侧各 2 米范围内，采用不燃烧材料封堵严实。系统的传送中心、控制机房和收发工作站的房门，应采用乙级防火门（在地下层时，设置甲级防火门），朝外开启。

（4）消毒供应中心应急通道或疏散通道内的室内装饰，不得将疏散门及其标识遮蔽或引起混淆。所有应急通道均不上锁，采用门禁系统控制，断电即开。

（5）消毒供应中心内高温高压蒸汽灭菌器及压力蒸汽管道等相关设施建设和安装均应符合《压力容器安全技术监察规程》《锅炉房设计规范》等国家相关规定。环氧乙烷灭菌器应设置在单独房间，保持良好通风，减少易燃易爆的风险。

三、消防设施安装要点

（1）根据区域划分，每个区域内均设立消防栓与灭火器。室内消火栓的布置应保证两股水柱能同时到达该区域的任何位置，消火栓宜布置在楼梯口附近。净化区内的消防栓设计，应满足洁净区域的卫生要求，不宜设置喷淋及气体灭火系统。消毒供应中心内已有的防火分区及其防火分隔物、所设置的消防设施和灭火与逃生器材等，不应擅自拆改或移动。

（2）配备齐全的应急照明设施及相关的逃生标识，应急灯的分布情况具有合理性及科学性，能给人快速、安全、清晰的指引。在相关的疏散灯光照明程度能够达到标准的前提下，将出口处的指示灯光进行优化处理，使亮度比其他的灯光相对更高些，以达到疏散的目的。火灾应急灯光的光源材质宜采用 LED 发光二极管。相比储光荧光能源、荧光灯这两种材质，LED 发光二极管能增加逃生人员的可视距离。

参考文献

[1] 许师师．大型综合医院中心手术部与其相关医技科室综合布局关系初探[D]．广州：华南理工大学，2013.

[2] 医院消毒供应室验收标准（试行）[J]．中国医院管理，1988（08）：51-52.

[3] 王喆．综合医院中心供应室建筑设计研究[D]．西安：西安建筑科技大学，2015.

[4] Swanson S. Shifting the Sterile Processing Department Paradigm: A Mandate for Change [J]. AORN journal, 2008, 88 (2): 241-247.

[5] Balch WH. Sparking a Learning Revolution in Your Sterile Processing Department [J]. Biomedical Instrumentation & Technology, 2018, 52 (3): 241-242.

[6] HBN13: Sterile Services Department[S]. London: The Stationery Office, 2004.

[7] 钟秀玲．国内外中心供应室的管理与技术进展提纲：河南省护理学会现代消毒供应中心（室）建设与管理高级研修班暨学术会议[C]．中国河南郑州，2007.

[8] 谢汝石．欧洲综合医院中心供应室考察报告[J]．现代医学仪器与应用，1998（04）：8-9.

[9] 张锦，刘王雪，曹阳，等．系统化建设在消毒供应中心建筑设计及管理的体现[J]．中华医院感染学杂志，2014，24（18）：4648—4649.

[10] 吴菁．德国医院物流发展综述[J]．中国医疗设备，2009（10）：7-9.

[11] 臧少君．现代综合医院医用物流传输系统建筑空间研究[D]．西安：西安建筑科技大学，2016.

[12]沈崇德.浅谈医院AGV物流传输系统[J].中国医院建筑与装备，2009(05)：24-29.

[13]柴树花，朱海玲，宋翠霞.浅谈基层医院供应室改建扩建的体会[J].环球中医药，2013(S1)：156.

[14]王晓娅，邓晓东，许晓贺.消毒供应中心建筑布局的设计与建设[J].中国消毒学杂志，2013(08)：799-801.

[15]李林.医院消毒供应中心建筑设计研究[D].西安：西安建筑科技大学，2010.

[16]王庆昌.云南某医院消毒供应中心无菌物品库空调冷负荷计算探讨[J].工程建设与设计，2018(08)：75-77.

[17]欧云峰.医疗建筑中心消毒供应室给排水设计分析[J].给水排水，2018(04)：85-87.

[18]李文新.城市大型医院建筑消防设计要点探析[J].居舍，2019(17)：101.

[19]陈文进，姚磊，汪栋.医院轨道小车物流系统施工工艺与控制要点[J].建筑技术开发，2019(03)：48-49.

[20]张振球，周李娟.医院气体物流传输系统的消防安全问题探讨[J].消防技术与产品信息，2014(02)：3-6.

[21]刘玉村，梁铭会.医院消毒供应中心岗位培训教程[M].北京：人民军医出版社，2013.

[22]胡大星."以人为本"理念在大型综合医院消防电气设计中的应用研究[J].建筑安全，2018，(09)：76-77.

[23]黄浩，方玲，周晓丽.医院消毒供应中心管理手册[M].北京：科学出版社，2018.

第四章 消毒供应中心设备设施管理

曾爱英　罗巧玲　陈燕华　李东兵

随着外科技术的日益发展，消毒供应中心的机械化程度也越来越高，高效的机械化水平让日常工作更便捷、更安全。设备设施合理的配置和规范使用是消毒供应中心正常运转的先决条件，应根据医院规模、任务和实际工作需求在各工作区域配备完善适宜的设备设施，并制订相应的设备管理制度和操作手册，以规范管理。如果操作不当或未定期对仪器设备进行维护保养，会在一定程度上存在安全隐患。定期对仪器设备进行维护保养能让医院全面掌握设备的运行状态，提前发现故障，解决故障，保障机器的正常运行；还能降低维修成本，延长设备的使用寿命，确保性能的稳定性，提高工作效率，保障质量安全。

WS 310—2016 对消毒供应中心工作区域的设备设施配置给出了基本原则，并列出了一些基本的设备设施。医院应根据各消毒供应中心的规模、任务及工作量，合理配置相应的设备设施，并为今后可能的发展预留空间。

第一节　设备设施配置要求

一、概述

《医院消毒供应中心 第1部分：管理规范》中明确了消毒供应中心各区域设备设施配置应符合国家相关规定。

（一）配置要求

消毒供应中心的设备设施包括：清洗消毒器、超声清洗机、干燥柜、医用热封机、各种灭菌器等设备，以及高压水枪、高压气枪、各种工具容器等。其配置应遵循相关原则。

（1）根据消毒供应中心的规模、任务及工作量，合理配置清洗消毒设备数量及配套设施。尽量创造条件使用机械清洗设备，并应考虑未来发展的需要。

（2）配置的清洗灭菌等设备设施应符合国家相关标准或规定，并遵循卫健委及国家的准入条件要求和审核许可证明。

（3）各种设施配置应满足工作需要，放置位置方便工作需要，符合医院感染控制的要求。

（二）维护保养目的

（1）降低维修成本，延长使用寿命。

（2）维持设备良好的工作性能，确保待处理物品的质量。

（3）降低设备故障率，提高设备工作效率。

（4）为追溯和记录提供数据和资料，避免出现结果、数据等误差，保障医疗安全。

二、工作区域设备设施的配置

（一）通用设备设施

1. 标准预防设备设施

应根据不同区域的功能特点及防护要求，配置相应的标准预防设备设施，主要包括：个人防护装置（PPE），如污染区的防溅面罩、防噪音耳塞、防水长裙、胶皮手套、胶靴等，以及洗眼器、锐器伤/烧烫伤/化学灼伤处置的设备设施；清洁区的防针刺拖鞋；无菌区的防烫手套，等等。

2. 手卫生设施

手卫生是预防医院感染，保障医疗安全的基础。国内的洗手池多带溢水孔结构，有可能造成病原微生物沿溢水口返流。有条件的医院应选用不带溢水口的洗手池，且不应配置水堵。

3. 消防设施

应按照《中华人民共和国消防法》《建筑设计防火规范》《综合医院建筑设计规范》等要求，在消毒供应中心内配备完善的消防设施，如报警、喷淋、指示、安全通道、灭火器、防烟雾面罩等。此外，还应根据消毒供应中心使用的化学灭菌剂的理化性质，予以加强，如环氧乙烷灭菌器间应采用防静电插头，应采用防爆装修，等等。

4. 照明设施

照明设施应选择节能、高效、热转换率低的光源，部分区域应考虑防爆要求。LED光源是今后及未来的选择趋势。

5. 通风换气及排风设施

消毒供应中心的通风换气及排风设施，应全面考虑所处位置、温湿度控制、压差控制、院感控制及卫生学的要求。特别是排风设施，应根据尾气的污染情况设置：一般清洗消毒灭菌设备的尾气可直接排放；特殊感染物品处理间的尾气应经过滤/干热灭菌后排放；环氧乙烷灭菌器及其解析器的尾气的排放高度应不低于建筑物最高点10米。

6. 强弱电

消毒供应中心的强电是指 380V 的动力电，主要供清洗消毒灭菌设备使用。布线设计时应考虑安全性、便利性，并符合卫生学要求。弱电包括有线网络、网络接口、IF 信号接收器、轨道物流或物流机器人信号发射—接收 / 感应装置等，应根据实际情况适当超前布置。

7. 介质供应

消毒供应中心的介质包括：水、蒸汽、压缩空气、清洗剂、消毒 / 灭菌剂等。消毒供应中心内的用水有两种：自来水，经过处理的软水 / 纯水（见图 4-1）。自来水为一般的洗涤用水，软水 / 纯水用于机械清洗的漂洗和热力消毒。条件允许的医院，应首选纯水。设置单独的水处理间，配备相应的水处理设备。消毒供应中心内的供水管路首选不锈钢管道，以保证输送过程中不会产生污染。

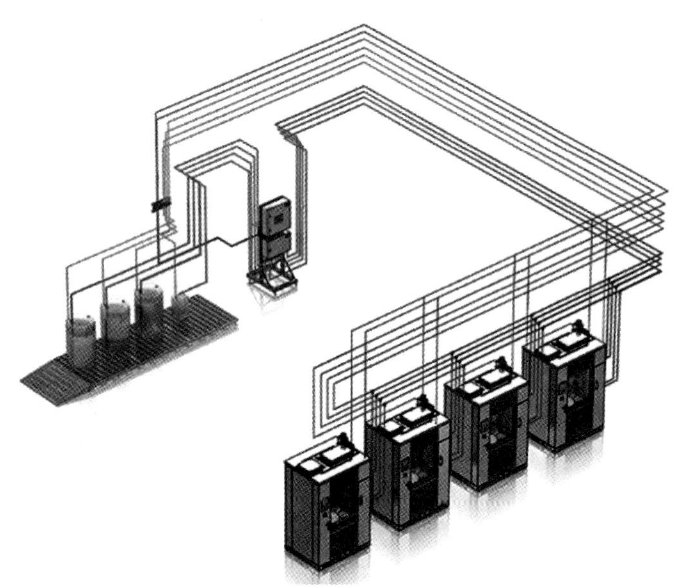

图 4-1 清洗剂集中供应系统

8. 排水设施

污染区及清洁区除设备排水口外，还应设置单独的地漏，供排水用。无菌物品存储区不应设置单独的地漏。地漏的位置应符合卫生学要求。

9. 监控及报警（事故 / 事件报警）设施

消毒供应中心有必要安装监控设施，对整个工作流程进行实时监控，重点部位、重点设备的资料应留存备查。监控设施的安装布置，既应符合相关法律法规规范的要求，也应考虑个人隐私及人文关怀的需要，更应符合卫生学要求。

此外，消毒供应中心还应根据自身情况，配置相应的设备设施。例如，与手术室直连的专用电梯，承担大量院外无菌物品处理功能时的装卸载平台，与使用科室物流转运的天轨、气动传输装置，消毒供应中心内半自动化、自动化转运装置，等等（见图 4-2、图 4-3）。

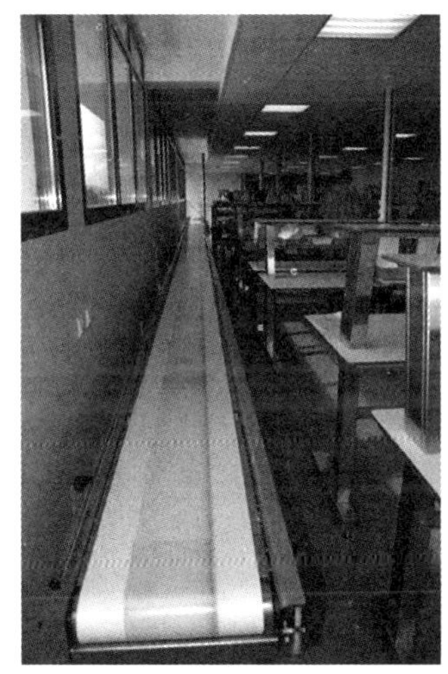

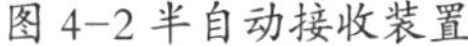

图 4-2 半自动接收装置

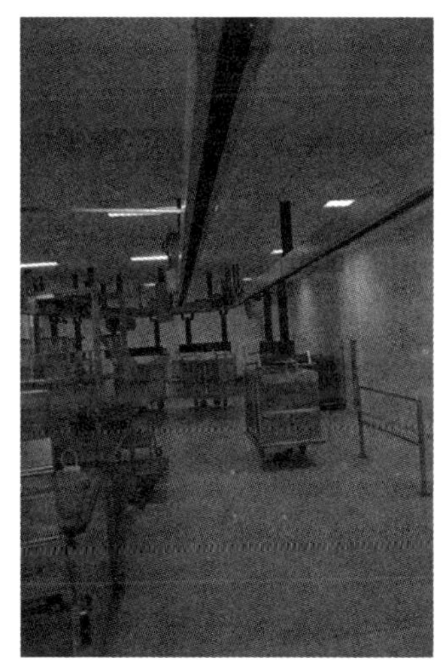

图 4-3 天轨小车物流

（二）去污区设备设施

去污区是集中处理污染物品的区域，应合理配置清洗消毒设备设施。主要应配备封闭式污物回收工具、分类台、手工清洗池、压力水枪（需配备各种型号的接头）、压力气枪（需配备各种型号的接头）、机械清洗消毒设备、超声清洗装置、干燥设备、水处理设备、空气消毒器、洗眼装置及相应清洗防护用品。

1. 污染物品回收容器

如封闭箱与运送车等，存放区内设置回收器具放置架。如开展区域集中化供应的医院，宜配置转运车辆和周转箱。

2. 回收分类台

接收区的设施应按照物品从污到洁的秩序放置。

消毒供应中心可根据处理量设多个分类台，台面的面积适当加大，能及时对回收的物品进行分类，腔镜精密器械宜分时间段或分区域回收，对多个手术器械要注意避免造成混淆。回收分类台的污染程度最高，工作人员应戴双层手套，并有清洁手套放置架，便于需要时更换。分类工作结束时应及时进行台面清洁消毒。依次摆放超声清洗台、手工清洗池。清洗池上方配压力水枪和压力气枪（需配有多个不同规格的接头备用），然后是漂洗池、干燥设备及传递窗。

3. 清洗消毒器

根据工作量可选择单舱、多舱或大型的清洗消毒器、真空负压清洗消毒机，以及适应不同器械种类配置的器械清洗架，满足多种器械和管路清洗。

4. 超声清洗机

配备专用于清洗管腔器械和精密仪器的超声清洗机。

5. 器械刷

器械刷有多种规格和型号，主要用于手工清洗操作。

6. 干燥柜

干燥柜是用于手工清洗的器械。可选择双门的设备和真空负压干燥柜。单门的干燥柜应放在传递窗附近，邻近终末漂洗池。

7. 洗手设施、洗眼装置

采用直接感应式或非手触式水具（脚踏式）及相应的个人防护用品，包括圆帽、口罩、隔离衣或防水围裙、手套、专用鞋、护目镜、面罩等。必要时设空气消毒器，应满足日常工作需要和空间面积需求。

8. 洗车间

洗车间设清洗消毒车辆设施（冷热水、高压水枪）、洁车放置区和卫生洁具。

9. 水处理间

水处理间应装备提供软水、去离子水、纯水的装置，自来水水质应符合 GB 5749《生活饮用水卫生标准》的规定，纯化的水应符合电导率≤ 15μs/cm（25℃）。其产生量应能满足消毒供应中心器械清洗、灭菌全程工作需求。灭菌蒸汽用水符合 WS 310.1 附录 B 中的用水标准。

（三）检查包装及灭菌区设备设施

检查包装及灭菌区是对清洗消毒后的物品进行检查包装的区域。该区域应配备：带光源放大镜的器械检查台、包装台、器械柜、辅料柜、包装材料切割机、医用热封机、清洁物品装载设施及高低温灭菌设备等。

1. 包装台

包装台应满足检查、组合包装的需要，包括带光源或灯的敷料检查台、器械包装台。包装台配有带光源放大镜、放置包装过程需要的辅助材料架；台面易清洁、不反光（见图 4-4）。

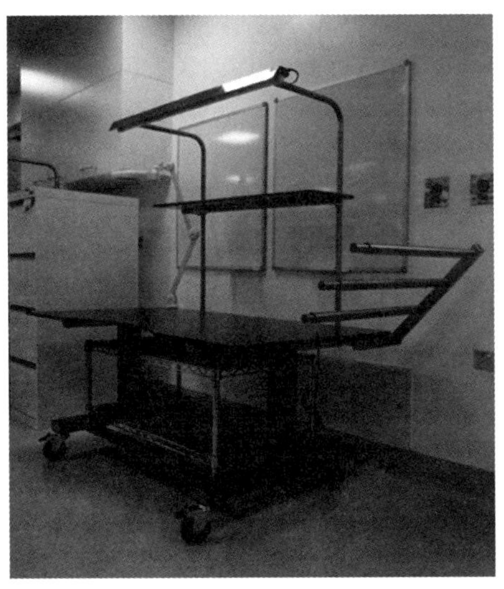

图 4-4 多功能可升降打包台

2. 器械柜

器械柜中放置需要增加或暂时不需要灭菌的器械。

3. 包装材料切割机

使用医用包装纸或医用纺布包装材料时需要配备此设备。

4. 绝缘检测仪

绝缘检测仪用于带电源器械绝缘性能等安全检查。

5. 压力气枪

压力气枪在管腔器械未彻底干燥时使用。

6. 医用热封机

建议选择带打印信息的热封机；有条件时可以选择切割封口一体机，并可与信息追溯系统对接。

7. 物品装载设备

物品装载设备包括标准篮框、运送车和运送架，用于将包装好的物品送至灭菌区。

8. 灭菌设备及设施

（1）应配有主体设备，如压力蒸汽灭菌器，根据需要配低温灭菌器（宜在工作区域配置相应环境有害气体浓度超标报警器），无菌物品装卸载设备等；根据需要配备灭菌蒸汽发生器、蒸汽减压系统等相关辅助设施的装置。

（2）各类灭菌设备应符合国家相关标准，具有打印功能并设有配套齐全的辅助设备。

（四）无菌物品存放区储存、发放设备设施

无菌物品存放区（见图 4-5）是存放、保管、发放无菌物品的区域，为清洁区域，主要涉及灭菌合格的物品暂时储存和运送发放。主要设施包括：无菌物品卸载设备、存放设施及运送器具等。无菌物品的卸载及转运车作为无菌物品转运工具，配置时需根据医院实际情况，定制相应的尺寸及规格。无菌物品储存架不宜使用全封闭式，宜配置开

放式储存架。可设相应的生物监测仪器和相关设施。南方地区必要时设除湿机，确保湿度正常。有条件的医院可以设轨道物流系统，便于无菌物品及时发放。

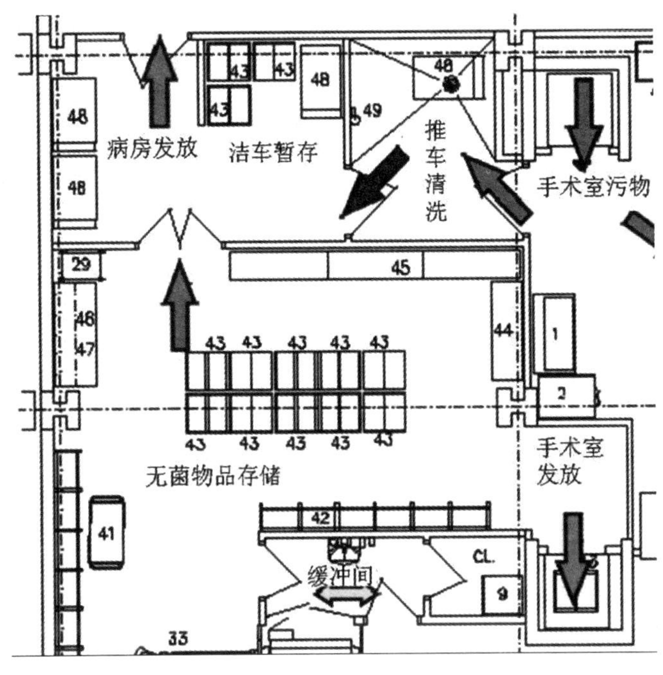

图 4-5 无菌物品存储区示例图

第二节　设备设施维护保养及注意事项

在消毒供应中心对仪器设备进行维护及保养是确保设备正常运行的前提，操作人员应认真执行设备维护制度，根据厂商提供的使用说明进行维护保养，并建立维护保养、修理记录。维保计划的制定要根据蒸汽、压缩空气质量、水的质量、设备的运行频率、时间、处理物品的种类等要求，以及国家相关部门规定和行业标准来制定。

一、清洗消毒设备

（一）台式超声清洗机

1. 工作原理

超声清洗机由超声波发生器和超声波换能清洗槽组成。超声波发生器发出高频振荡信号，通过换能器转换成高频机械振荡而传播到介质中。清洗溶剂中，超声波在清洗液中疏密相间地向前辐射，使液体流动而产生数以万计的微小气泡。存在于液体中的微小气泡在声场的作用下振动，当声压达到一定值时，气泡迅速增大，然后突然闭合，在气泡闭合时产生冲击波，在其周围产生上千个大气压，破坏不溶性污物而使其分散于清洗液中。当团体粒子被油污裹着而黏附在清洗件表面时，油被乳化，固体粒子脱离，从而达到净化清洗件的目的。

2. 维保步骤

（1）每次注水和排水及仪器保养时关闭电源。

（2）每日操作完毕，用清洁拧干的软布擦拭仪器表面和内腔。

（3）仪器使用时应保持溶液在水位线上。

（4）定期去除清洗机内腔的水垢和锈迹。除垢除锈流程为：关闭电源→将内腔水排尽→关闭排水阀→用相应比例除垢剂或除锈剂溶液擦拭→用清水将除垢剂或除锈剂冲洗干净→积水排尽后用清洁擦布擦干。

（5）定期检查阀门的工作是否正常，检查方法参照厂家说明。

（6）每年对仪器的温度传感器等进行校准（由专业维保人员完成）。

3. 注意事项

（1）做好职业防护，如除锈除垢时应戴耐酸碱手套。

（2）避免使用钢丝球或硬质刷子擦拭，以免损伤仪器。

（3）除垢剂或除锈剂的配制比例应严格按照使用说明。

（4）发现仪器异常，及时汇报。

（二）干燥柜

1. 工作原理

干燥柜内部的夹层装有发热丝和鼓风装置，通过温度控制仪，对温度进行控制。工作时，空气由箱外进气孔流入，经发热丝再经鼓风装置后流入干燥箱内，再由箱顶排气孔排出，通过空气对流而达到干燥物品的作用。

干燥柜一般用于耐热材质的器械干燥，包括手术器械、内镜活检钳、注射针头、各式大小注射器、玻璃、换药碗、各种盘子、呼吸机、麻醉管路等。金属类物品的干燥温度是 70℃ ~90℃，塑料类物品的干燥温度是 65℃ ~75℃。

2. 维保步骤

（1）仪器保养时关闭电源。

（2）每日工作完毕用清洁拧干的擦布擦拭仪器表面和内腔。

（3）每周检查柜门的密封圈并保持清洁。

（4）每月去除干燥柜内腔的水垢和锈迹。除垢除锈流程为：关闭电源→将柜内层架移除→用相应比例除垢剂或除锈剂抹布擦拭→用清洁抹布将除垢剂或除锈剂反复擦拭干净。

（5）定期检查或更换空气过滤器及密封圈，更换后登记在《配件及耗材更换登记表》上。

3. 注意事项

（1）做好职业防护，如除锈除垢时应戴耐酸碱手套。

（2）避免使用钢丝球或硬质刷子擦拭，以免损伤仪器。

（3）除垢剂或除锈剂的配制比例应严格按照使用说明。

（4）发现仪器异常，及时汇报。

（三）酸性氧化电位水生成器

酸性氧化电位水是一种来自于水又还原于水的新型绿色环保高水平消毒剂。20 世纪 80 年代中期，日本发明了高电位、低 pH 值、含少量次氯酸的酸性消毒剂。1995 年引进中国，具有杀菌谱广、迅速、使用方便、成本低，对人体无毒副作用、腐蚀性小，同时符合我国资源节约型、环境友好型的产业政策要求等优势，其开发、利用已获得卫生许可。在日本、美国、欧洲等国家，酸性氧化电位水得到了广泛应用。酸性氧化电位水的pH值为2.0~3.0，氧化还原电位（ORP）在1100mv以上，有效氯浓度50mg/L ~ 70mg/L。

1. 工作原理

酸性氧化电位水杀菌的主要有效成分是次氯酸，次氯酸在电解反应过程中可产生活性羟基（-OH），活性氧（O_2）在1100mv的氧化还原电位条件下可生成H_2O_2，进而生成羟基。羟基是一种强氧化剂，对细菌的核酸、蛋白和代谢酶具有分解和灭活作用，可导致微生物迅速死亡，低的pH值和高氧化还原电位超出了各种病原微生物的生存范围，严重地破坏了微生物的生存环境，使微生物的细胞膜通透性增强，通过微量的有效氯迅速渗透，导致细胞代谢酶及细胞核结构受到破坏而达到杀灭微生物的作用。

2. 维保步骤

（1）每天对设备外部进行清洁擦拭。

（2）每日使用前应监测并记录或打印酸性氧化电位水的氧化还原电位、pH值和有效氯浓度值，确保消毒效果。

（3）随时观察显示屏，定期添加氯化钠。

（4）每月清洁一次电解剂箱和盐箱。

（5）每季度对本机产生的酸性氧化电位水的性能指标做一次检测，如发生不合格现象应及时调整。

（6）每年应校正一次本机检测显示的酸性氧化还原电位水指标的准确度，如果超出规定误差范围，需及时调整或更换电解槽。

（7）配件及耗材更换后，记录在《配件及耗材更换登记表》上。

3. 注意事项

（1）进行维护保养时应拔下电源插头。

（2）仪器出现故障警示，应立即停止使用并及时排除故障或报修。

（3）添加的氯化钠应为纯分析盐。

（4）酸性氧化电位水应即产即用。

（四）全自动清洗消毒机

1. 工作原理

全自动清洗消毒机包括单腔和多腔两种。

单腔清洗消毒器主要是通过集成电路对阀门开合的逻辑程序，达到清洗所需要的条件；多腔清洗消毒器是把预洗、主洗、超声、漂洗、干燥分为多个工作舱，通过对阀门开合，达到清洗所需要的条件，及时进水清洗，进蒸汽加热，使水温达到消毒温度水平。

单腔清洗消毒器通过控制循环泵的转速进行工作。多腔清洗消毒器则通过 CPU 的逻辑程序联合循环泵来控制，使舱内水高速成一定角度的全面冲刷，使清洗件表面不溶性污物分散于清洗液中，再通过试剂泵辅助润滑，通过完成电热管和风机的干燥，达到清洗件净化的目的（见图 4-6、图 4-7）。

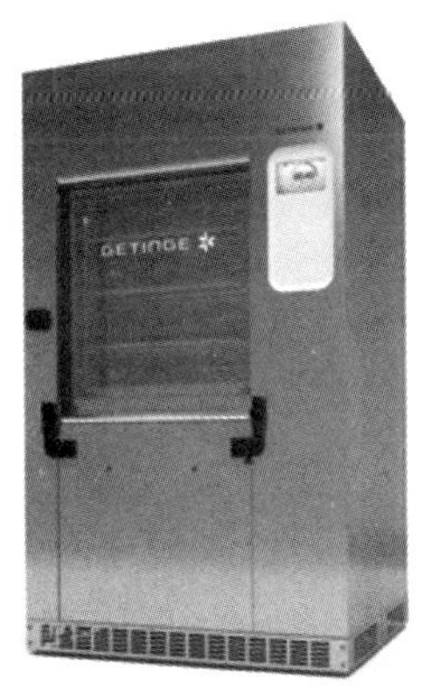

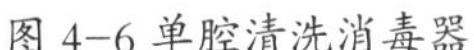
图 4-6 单腔清洗消毒器

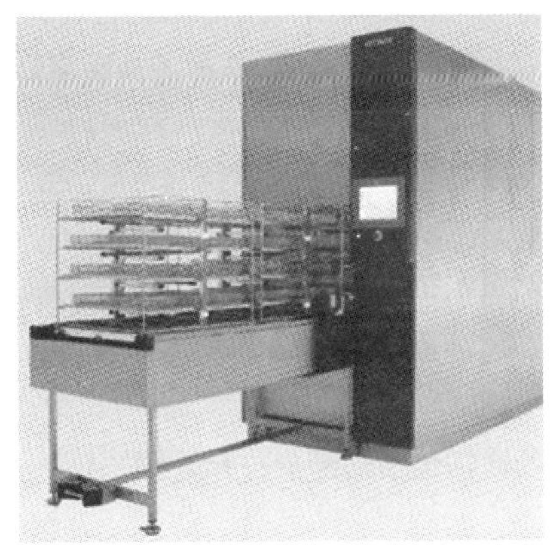
图 4-7 多腔清洗消毒器

2. 维保步骤

（1）每日开机时检查打印机是否缺纸，确认打印机走纸功能正常。

（2）每日开机前查看清洗剂和润滑油的余量。

（3）每日运行前检查泵入管是否有泄漏及磨损。

（4）每日开机后检查喷臂是否灵活通畅，器械上架后检查是否妨碍喷臂转动。

喷臂通畅检查流程为：用手握住装置→同时卸下螺钉→将装置从舱内取出→用匹配细钢丝清理喷嘴→用清水冲洗→将喷臂放回舱内并将定位螺钉拧紧。

（5）每天最后一个循环后，清洁内舱及过滤网。

（6）每天用软布擦拭清洗机表面及内舱。

（7）1~3 个月定期清洁和去除清洗机内腔的水垢和锈迹。

除垢除锈流程为：关闭电源→将内腔水排尽→用相应比例（根据使用说明）除垢剂或除锈剂溶液擦拭（带耐酸碱加长手套）→用清水将除垢剂或除锈剂冲洗干净。

（8）季度检测清洁剂泵入量的准确性，检测方法遵照厂家使用说明。

（9）年校准温度传感器。

3. 注意事项

（1）做好职业防护，如进行除锈除垢时应戴耐酸碱手套。

（2）避免使用钢丝球或硬质刷子擦拭，以免损伤仪器。

（3）除垢剂或除锈剂的配制比例应严格按照使用说明。

（4）发现仪器异常，及时汇报。

（五）水处理设备

1. 工作原理

水处理设备通常包括三部分：预处理系统、反渗透脱盐系统和供水系统。

预处理系统包括原水箱、原水泵、多介质过滤器、活性炭过滤器、树脂软化器等，用于去除水中的悬浮物、胶体及降低原水的硬度等，为后续的脱盐处理提供条件。

反渗透脱盐系统包括 5μm 保安过滤器、pH 调节装置、一级高压泵、二级高压泵、一级反渗透膜组、二级反渗透膜组、中间水箱等，能脱除水中 99.5% 以上的盐分，产出符合要求的经纯化的水，保障洗涤用水的需求。

供水系统包括纯水输送泵、软化水输送水泵、除盐水箱、压力控制器取水点、恒压罐等。恒压罐的主要作用是保障每个取水点能正常取水，并且有稳定的水压。

2. 维保步骤

（1）每日在制水过程中检测软水及纯水质量。

（2）每日观察全套机器有无漏水并随时保持制水设备干燥。

（3）检查各阀门开启是否在正常位置。

（4）禁止关闭水处理设备的水电开关以确保水质稳定。

（5）根据原水水质情况定期清洗过滤器滤芯及酌情更换。

（6）每月放空清洗软水及纯水水箱一次，防止微生物及大颗粒物质在水箱中沉积。

（7）初滤物质，如石英砂和活性炭等，根据使用情况每 1~2 年更换一次。

（8）根据树脂软化器设定的再生周期及时添加再生盐。树脂酌情每 1~2 年更换一次。

（9）根据厂家使用说明，定期对反渗透膜进行清洗，或酌情 2~3 年更换一次。

（10）配件及耗材更换后记录在《配件及耗材更换登记表》上。

3. 注意事项

（1）做好职业防护。

（2）添加再生盐时，搅拌使之完全融化，避免堵塞吸盐口，影响软化效果。

（3）发现仪器异常，及时汇报。

（六）高压水枪、气枪

1. 工作原理

高压清洗水枪的主要活动元件是位于气缸内的活塞。液缸内还有一个微型弹簧。向后扣动扳机，将活塞推入液缸从而压缩弹簧，当松开扳机时，弹簧会将活塞推出液缸。活塞进出液缸的这两个冲程组成了一个完整的抽吸循环。活塞进入的下行冲程会收缩液缸容积，将水或蒸汽挤出气缸。弹簧将活塞推出的上行冲程会扩大液缸的容积，将水或空气吸入气缸。在水枪内，从下方的水源和气源中吸水和吸汽后通过上方的枪管将水或蒸汽喷出。

2. 维保步骤

（1）使用前检查压缩空气阀门及水源阀门是否开启。

（2）各连接件和紧固件是否安装正确、完好，确保设备中没有故障零部件。

（3）位置摆放正确。

（4）每日使用完毕后做喷枪表面清洁消毒，保持表面干燥。

（5）定期检查、更换清洗过滤器时，严防固体颗粒通过进水管进入枪体和喷头。

（6）软管与接头对设备的运行很重要，必须检查其外面有无钢丝断裂，有无因被压或磨损等引起的损坏，有无因内部破裂而引起的鼓泡等。

（7）每日操作前必须检查所有接头、连接管、激发器有无损坏。

3. 注意事项

（1）操作人员必须经过高压水枪安全操作培训，熟练掌握高压水枪使用方法及注意事项。

（2）使用水枪、气枪时应关闭水源或压缩空气阀门。

（3）使用水枪、气枪前对枪头、枪管及连接接头是否松动进行检查。

（4）使用水枪、气枪过程中发现枪管或激发器松动或晃动，须立即停止使用，并通知设备维修。

（5）在清洗操作时，操作人员做好职业防护措施，穿戴整齐，冲洗过程中手一定要握住枪柄，以防反冲力危险。

（6）连接软管不允许折弯或受压，不允许接触尖锐物体。

表 4–1 某型号清洗消毒器例行维保内容

每							清洗消毒器例行维护保养内容	备注
日	周	月	季	半年	年	两年		
●	●	●	●	●	●	●	清洁腔体，去除腔体内异物，保持面板清洁	★
●	●	●	●	●	●	●	检查腔体内过滤网是否堵塞并清理	★
●	●	●	●	●	●	●	检查打印机内的打印纸剩余量，并及时更换	★
●	●	●	●	●	●	●	检查运行中各指示灯是否显示正常	★
	●	●	●	●	●	●	检查门是否活动自如	★
	●	●	●	●	●	●	检查门的防挤压保护板是否工作正常	★
	●	●	●	●	●	●	清洁喷臂	★
	●	●	●	●	●	●	观察清洗机有无跑、冒、滴、漏等可视性问题	★
		●	●	●	●	●	检查并测试电源开关的工作状况	★
		●	●	●	●	●	检查门密封条有无损坏，并及时更换	
		●	●	●	●	●	检查打印机的数据记录是否正确	
		●	●	●	●	●	运行清洁程序清洁腔体	
		●	●	●	●	●	检查供水水质是否达到使用要求	
			●	●	●	●	清洗所有的过滤器	
			●	●	●	●	检查清洗加液泵	
			●	●	●	●	校准加液流量计	
			●	●	●	●	检查所有的管路接头，必要时紧固	
				●	●	●	检查的温度传感器	
				●	●	●	对清洗消毒器的门进行保养	
				●	●	●	测试打印机的打印功能，如有问题及时更换	
				●	●	●	检查运行的基本参数设置	
				●	●	●	检查循环泵的工作状况	
				●	●	●	查阅出清洗消毒器最近的 20 条故障，核查故障成因	

表 4-1 某型号清洗消毒器例行维保内容（续表）

每							清洗消毒器例行维护保养内容	备注
日	周	月	季	半年	年	两年		
				●	●	●	检查操作面板上的所有按键功能是否正常	
				●	●	●	检查并测试显示屏的显示功能是否正常	
				●	●	●	检查并测试指示灯的指示功能是否正常	
				●	●	●	检查并测试所有电磁阀的工作状况	
					●	●	检查测试过热保护开关的功能是否正常	
					●	●	校准温度传感器	
					●	●	更换管道连接密封圈等易损部件	
					●	●	清洁各类阀体	
					●	●	检查并测试电器控制系统	
					●	●	检查所有的电气连接螺钉是否紧固	
					●	●	清洗各管路系统	
					●	●	清洗检查循环系统	
					●	●	清洁检查干燥循环系统	
					●	●	检查并测试干燥系统的过热保护开关功能	
					●	●	检查或更换空气过滤器	
					●	●	检查配套设备的工作状况	
					●	●	运行所有程序，检查工况，并保存运行记录	
						●	更换老化零配件	
	●	必做项目				★	用户开机前和运行中经常检查的项目	

二、检查包装设备

（一）封口机

1. 工作原理

通过利用包装袋塑料面两层复合材料之间的熔点不同的原理，在进行热封时，外层的塑料面不产生熔化，内层产生熔化，从而让外层塑料面和纸面产生封闭效果，实现封口。

2. 维保步骤

（1）将自动封口机放置在通风、干燥处，一般室温维持在 20℃ ~23℃。

（2）使用干燥的棉布擦拭封口机表面的灰尘和污渍。

（3）测试封口机打印性能。测试方法：取一个纸塑包装袋在封口机上封口，检查打印记录是否清晰，如打印字迹不清楚，应更换色带。

（4）检查纸塑包装袋封口处封口是否严密、平整。如有异常请检查导轨上和上、下加热模上的聚四氟乙烯带和压紧辊。

（5）用棉布清洁封口机后部散热风扇的滤网。

（6）所有清洁、检查完毕后，再用纸塑包装袋检查封口密封性。

（7）检查所有参数设定（如封口温度、打印日期、失效日期）。

3. 注意事项

（1）保养时应关闭电源。

（2）不用时拔掉电源，将其遮盖，防止积尘。

（3）严重磨损零部件应及时更换，以延长整机寿命。

（4）导轨上和上、下加热模上的聚四氟乙烯带和压紧辊如有老化和磨损，应及时更换，以保证封口质量。

（二）带光源放大镜

1. 工作原理

利用放大镜的特性，对需要检测物品的功能部位，通过定向、稳定的光源，获得清晰的视野效果。

2. 维保步骤

（1）每日使用前，用干净不脱毛的棉布擦拭放大镜的表面及镜片。

（2）每日使用前，检查电源线是否破损。

（3）每日使用前，检查开关是否灵敏。

（4）检查灯臂是否灵活，螺丝有无松动，如灯臂不灵活，可在关节处上油。

（5）检查灯管有无异常。

3. 注意事项

（1）更换照明灯管时拔掉电源插座。

（2）用干棉布擦拭表面。

（3）灯臂关节不能呈 180° 打开。

（三）绝缘性能测试仪

1. 工作原理

通过表笔的金属杆与带绝缘层的金属手术器械接触，形成一个闭合电路，使测试仪显示带电。

2. 维保步骤

（1）使用湿布和温和的清洁剂清洁仪表外壳，不能使用研磨剂或强碱、强酸性溶剂。

（2）使用前应检查表笔绝缘层是否完好、无破损及断线。

（3）必须用同类标称规格的快速反应保险丝，更换已坏保险丝。

（4）应及时更换电池，以确保测量精度。

3. 注意事项

（1）在使用表笔时，手指必须放在表笔手指保护环之后。

（2）如发现表笔线或仪表壳体的绝缘层已明显损坏，或仪表已无法正常工作，请勿再使用仪表。

（3）不能在仪表终端及接地之间施加500V以上的电压，以防电击和损坏仪表。

（4）被测电压可能高于直流60V和交流42Vrms的场合，应小心谨慎，防止触电。

（5）仪表后盖没有盖好前，严禁使用仪表，否则有电击危险。

（6）被测信号不允许超过规定的极限值，以防电击和损坏仪表。

（7）不能在高温、高湿和强电磁场环境中使用仪表，尤其不要在潮湿环境中存放仪表。

三、灭菌与监测设备

（一）压力蒸汽灭菌器（见图 4-8）

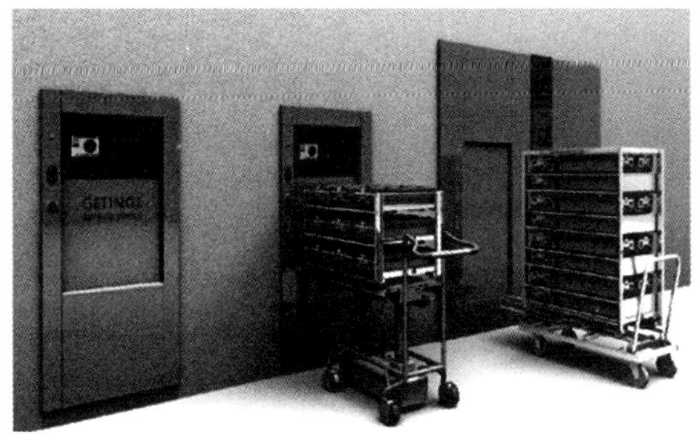

图 4-8 压力蒸汽灭菌器

1. 工作原理

下排气式压力蒸汽灭菌器是利用重力置换原理，使热蒸汽在灭菌器中从上而下，将冷空气由下排气孔排出，排出的冷空气由饱和蒸汽取代，利用蒸汽释放的潜热使物品达到灭菌的效果。

预真空压力蒸汽灭菌器是利用机械抽取真空的方法，使灭菌柜室内形成负压，蒸汽得以迅速穿透到物品内部进行灭菌。蒸汽压力达 205.8kPa（2.1kg/cm^2），温度达 132℃或以上开始灭菌，到达灭菌时间后，抽取真空使灭菌物品迅速干燥。

2. 维保步骤

（1）每日保养。

① 清洁、检查设备外观。

② 检查触摸屏是否灵敏。

③ 检查压力表读数是否和实时温度相对应。

④ 检查打印机是否正常。

⑤ 查看门封圈表面有无杂质和破损。

⑥ 确认各程序参数是否正确（如灭菌时间、灭菌温度、干燥时间）。

（2）每月保养。

① 清洗内腔排水滤网。

② 内腔除垢。除垢流程为：关闭蒸汽阀→关闭灭菌器电源开关→打开灭菌器腔门→确认灭菌器内腔壁温度已降至室内常温→用清水清洗灭菌器内腔壁→用相应比例除垢剂擦拭，擦拭干净后用清水将残留在腔壁上的除垢剂冲洗干净→取出内腔过滤网→打开内腔手动排水阀，将腔内积水排尽→关闭手动排水阀，还原内腔过滤网→打开灭菌器电源和进气阀。

③ 将门封圈取下用专用润滑油擦拭。

④ 擦拭腔体内的污渍。

⑤ 调整前后门的传动装置（由专业人员完成）。

（3）季度保养（由专业人员完成）。

① 清理汽水分离器的杂质。

② 给真空泵上润滑油。

③ 测试各个电磁阀开关是否灵敏。

（4）年度保养（由专业人员完成）。

① 年检，更换压力表、安全阀。

② 更换门封圈。

③ 更换空气过滤器。

④ 校正温度传感器和压力传感器。

（5）每次保养后及时做好登记。

3. 注意事项

（1）每年应将安全阀和压力表送质检部门检验，并出具证书。

（2）门封圈保养应使用专用的润滑剂。

（3）清理汽水分离器杂质时应将分离器拆卸。

（4）定期对灭菌器做漏气测试。

（二）环氧乙烷灭菌器（见图 4–9）

1. 工作原理

环氧乙烷又名氧化乙烯，在低温下为无色液体，具有芳香醚味，沸点为 10.8℃，密度为 1.52。环氧乙烷易燃易爆，其最低燃烧浓度为 3%。环氧乙烷气体穿透力强、杀菌力强、杀菌谱广，可杀灭各种微生物，包括细菌芽孢。灭菌器就是利用环氧乙烷的烷基化作用进行灭菌。

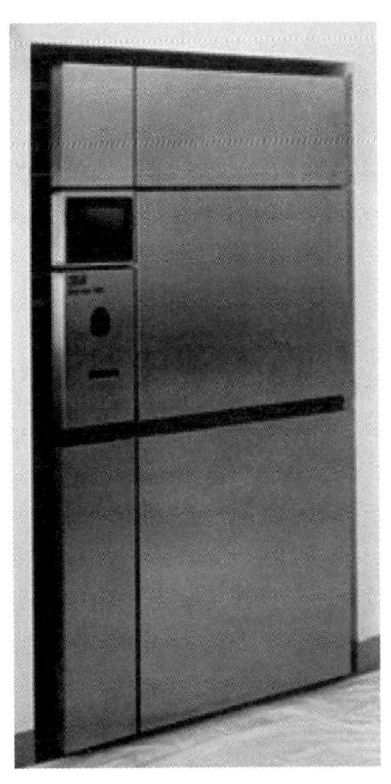

图 4–9 环氧乙烷灭菌器

2. 维保步骤

（1）每日保养。

① 清洁、擦拭内腔壁。

② 检查压缩空气过滤器是否有油和杂质。

③ 检查打印机功能。

④ 检查蒸馏水是否充足。

⑤ 查看门封条是否破损。

（2）季度保养。

① 清洁内部电路、管路灰尘。

② 运行测漏程序。

③ 检查 REF 参考电压。

④ 检查、校准 CAL 基准温度。

⑤ 检查系统设置（如日期、时间、灭菌相关参数）。

⑥ 检查门锁机构是否松动。

⑦ 检查各个管路。

⑧ 清洗空气过滤器。

（3）年度保养。

① 检查压缩空气各压力表读数。

② 检查排气管路、压缩空气管路密封性。

③ 更换空气过滤器。

④ 更换刺针电磁阀芯。

⑤ 更换或保养穿刺装置消音器。

⑥ 更换气瓶密封垫。

⑦ 更换注水电磁阀芯。

⑧ 更换注水硅胶管。

⑨ 更换门锁电磁阀芯。

⑩ 更换单向阀。

⑪ 更换高效进气过滤器。

⑫ 调试压缩空气调压阀。

⑬ 调校刺针位置传感器。

⑭ 调试水位传感器。

⑮ 测试预湿系统电路。

⑯ 测试门锁、门柄行程开关。

⑰ 测试各操作按键是否灵敏。

⑱ 检查 5V、24V 电源线路。

（4）每次保养后及时做好登记。

3. 注意事项

（1）每年要对灭菌器的压力、各点温度传感器进行校准。

（2）根据灭菌器的使用情况，定期更换空气过滤器。

（3）在灭菌器年检时最好把常用的电磁阀更换。

（4）定期对灭菌器做漏气测试。

（三）过氧化氢等离子灭菌器（见图 4-10）

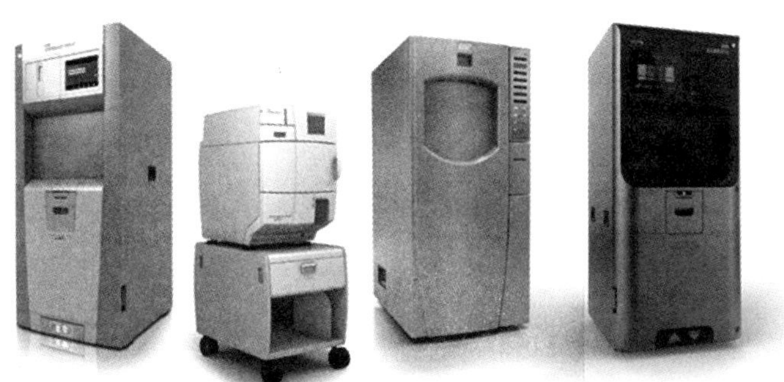

图 4-10 各型过氧化氢等离子灭菌器

1. 工作原理

过氧化氢等离子体灭菌技术又称气浆灭菌，其灭菌原理是过氧化氢在高频电场作用下高度电离，形成离子体（气浆）后产生三重作用杀灭微生物，即活性基团作用使微生物体内蛋白质和核酸物质被反应后死亡，高速粒子击穿作用使微生物菌体被击穿死亡和紫外线作用杀灭微生物。

2. 维保步骤

（1）每日保养。

① 清洁、擦拭内腔壁及面板。

② 排放储气罐内的积水。

③ 检查打印纸是否充足。

④ 检查灭菌器门的运行。

⑤ 查看门封条是否破损。

（2）半年保养。

① 正压泵启停压力测试。

② 直流电源 +5.20VDC、+12.50VDC 检查。

③ 检查腔体、腔门 1、2 号 220+22VAC 交流电源。检查蒸发器、蒸发管交流电源。

④ 测试真空泵、气动节流阀、通风阀、回流阀、舱门感应开关、卡匣、漏气，腔体、腔门、蒸发器电热调节器温度测量。等离子高能量、低能量输出测试。

⑤ 真空压力表 0 度校准。

⑥ 清理蒸发器（提纯器）上的过氧化氢残留。

⑦ 检查浓度监测灯的电压。

⑧ 更换泵的机油。

（3）每次保养后及时做好登记。

3. 注意事项

（1）做半年保养时需戴防腐手套，避免接触过氧化氢。

（2）清洁蒸发器时需将蒸发器拆卸下来。

（3）每天排放储气罐内的水后，应将收集瓶内的水倒掉。

（四）低温蒸汽甲醛灭菌器（见图 4-11、图 4-12）

根据门的结构可分为单门灭菌器和双门灭菌器。

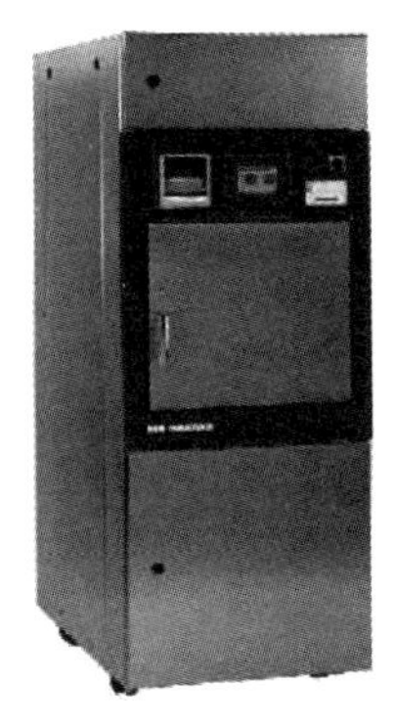

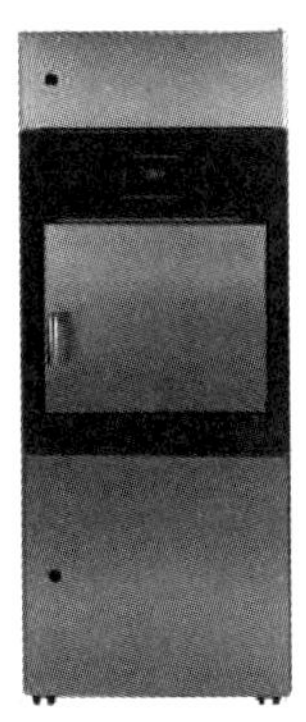

图 4-11 单、双门灭菌器前视图　　图 4-12 双门灭菌器后视图（卸载侧）

1. 工作原理

低温蒸汽甲醛灭菌程序是改良的蒸汽灭菌程序，使用含甲醛的蒸汽作为灭菌剂（活性剂）。此程序在负压状态下进行，灭菌温度为60℃和78℃。甲醛和水的化学反应物羟基，在大于 50℃的气态条件下对有机物具有极高的活性，这一特点使低温蒸汽甲醛具有较高的灭菌性和穿透力。微生物细胞由于蛋白质凝聚和核酸的甲基化而失去活性。蒸汽形态提高了甲醛的穿透力和灭活能力。

2. 维保步骤

（1）每日保养。

① 检查腔体底部的进出汽口有无堵塞。

② 检查打印机的打印效果、图形及数据记录是否正确。

③ 检查打印机内的打印纸、记录笔的剩余量，并及时更换。

④ 检查甲醛灭菌器前后触摸屏操作显示是否正常。

⑤ 检查甲醛灭菌器门开合、锁定与开启是否正常。

（2）每周保养。

① 清洁腔体，去除腔体内异物，保持面板清洁。

② 运行灭菌器真空测试程序，检验灭菌器的气密性是否达标。

③ 检查灭菌器供水水质是否达到灭菌器的使用要求。

（3）每月保养。

① 观察灭菌器有无跑、冒、滴、漏等可视性问题，并及时报修。

② 检查门封有无破损和老化，必要时更换（建议两年更换 1 次）。

（4）季度保养。

① 检查、清洗所有过滤器，包括进水过滤器和甲醛注入过滤器。

② 检查所有的管路接头，必要时紧固。

③ 检查温度、压力传感器显示是否正常。

（5）半年保养。

① 检查供电电压与灭菌器运行电流。

② 测试打印机的打印功能，如有问题及时更换。

③ 检查甲醛灭菌器运行的基本参数设置。

④ 检查并调整真空泵的工作状况。

⑤ 检查水箱及冷却系统的工作状况。

⑥ 查阅设备最近 20 条报警记录，核查故障成因。

⑦ 检查并测试显示屏的显示功能是否正常。

（6）年度保养。

① 检查并测试设备上所有电磁阀的工作状况。

② 检查所有发生器，校准所有传感器。

③ 所有电气连接装置的检查与紧固。

④ 检查、清理灭菌器的各类阀体，按需更换管道连接密封圈等易损、易老化零配件。

⑤ 更换高效无菌级空气过滤器、软化水、甲醛管道过滤器（建议每年更换）。

⑥ 检查、清洗灭菌器各管路系统和真空系统，并测试电气控制系统。

⑦ 运行并测试所有的程序，检查工况，保存运行记录。

3. 注意事项

（1）灭菌腔内表面为电镀铝层，不建议用擦、刷、打磨等机械方法清理。

（2）清洗剂不能含有卤化物，不能有任何残留。

（3）为清洁之后仍保证灭菌腔内的光亮，必须使用去离子水或蒸馏水。

（4）清洁灭菌腔时，要确保污水不进入灭菌腔的排水口。

（五）压力蒸汽灭菌快速生物阅读器（见图 4–13）

快速生物监测技术可以实现芽孢复苏阶段的早期探测，将传统的依靠 pH 指示物变色的最终结果判读时间缩短至平均 3 小时左右，最快的技术可以达到 1 小时以内的极速判读，从而大大加快了获得生物监测结果的时间，能确保每次灭菌结束后器械和物品可以等待生物监测结果合格后放行，极大地提高了灭菌尤其是植入物灭菌的安全系数。

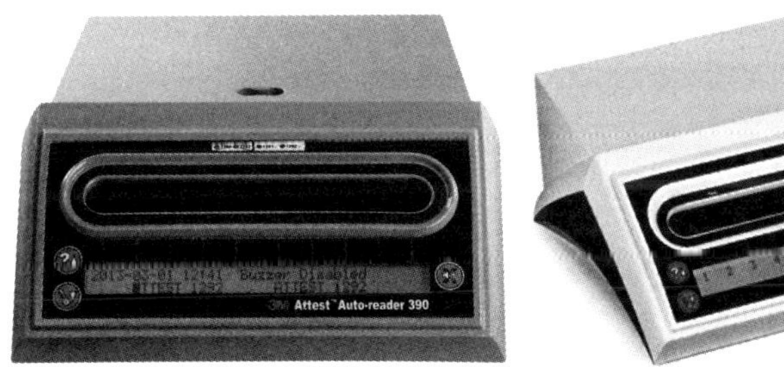

图 4–13 压力蒸汽灭菌快速生物阅读器

1. 工作原理

目前医院使用的生物指示物大多为自含式生物指示物，即指示物中同时含有芽孢载体和培养基安瓿瓶。快速生物监测是建立在使用快速生物指示物的基础上，当灭菌结束，将生物指示物取出后，及时挤碎指示物中的培养基安瓿瓶，使培养基与芽孢载体接触混合，然后将生物指示物放入生物阅读器中，在适宜的温度下培养。利用未被灭活的芽孢在复苏过程中产生的特异性葡萄糖苷酶，促使培养基中的非荧光底物水解并释放出荧光物质 4– 甲基伞形酮（4–MU），在紫外线照射下可以产生荧光信号。快速生物阅读器根据捕捉到的荧光信号来判断芽孢的存活情况，从而获得生物监测的结果。

2. 维保步骤

（1）操作前观察环境是否干净、整洁。

（2）操作前先洗手，戴手套。

（3）碗或盆中盛自来水，将小毛巾浸湿并拧干。

（4）用小毛巾擦拭阅读器的表面，直至擦拭干净（适时更换小毛巾）。

（5）将纯水倒至小药杯或弯盘中，棉签或棉棒浸入水中，使其湿润。

（6）将棉签或棉棒拧干，放入阅读器的培养孔中，轻轻转动棉签或棉棒，直至清洗干净（适时更换棉签或棉棒）。

3. 注意事项

（1）在开始保养前，确定电源关闭。

（2）注意将棉签或棉棒拧干，防止水滴太多，影响阅读器的功能。

（3）如零部件损坏，不得自行拆机，必须联系厂家更换。

（4）安排专人进行生物监测和保养，对监测人员进行专业培训，确保生物监测的质量。

参考文献

黄浩，张青，李卡．医院消毒供应中心操作常规［M］．北京：科学出版社，2014.

第五章
消毒供应中心管理模式与管理制度

陈慧　陈波桥　张萍

消毒供应中心合理的管理和工作模式，不仅能充分发挥消毒供应中心的职能与效应，还关系到提升工作质量、控制医院感染、保证医疗安全。重复使用的医疗器械消毒、灭菌质量不合格，是引起外源性医院感染的重要原因。发生医院感染不仅增加了患者的痛苦，而且造成了国家医药资源的浪费，严重影响医疗质量和医疗安全。由于医疗器械品种多、分布广，性质、用途和消毒灭菌要求不同，导致影响其质量控制的因素多、难度大。医院感染是影响医疗质量的重要因素，医院感染管理是医院管理的重要组成部分。

第一节　概述

一、传统管理模式的缺陷

长期以来，许多医院的器械，特别是专科器械和手术器械均由科室自行清洗包装。这种传统的质量意识和管理形式，成为现阶段消毒供应中心较为常用的工作模式，存在医院感染的安全隐患。《医院消毒供应中心 第 1 部分：管理规范》明确规定，把集中管理作为消毒供应中心建设的重点。要实现这个转变，对原有的消毒供应中心管理体制及质量要求需要有新的改变，医院及各职能管理部门要履行相应的管理职责，建立完善的医院感染预防与控制的管理机制。在这个基础上，消毒供应中心的专业人员承担起集中管理赋予的责任，发挥消毒供应中心应有功能和作用，确保重复使用物品、器械盒、器具的安全、合格，真正落实集中管理的目标。

2013 年 12 月，国家卫计委下发了《基层医疗机构医院感染管理基本要求》，体现了卫生行政部门对基层医疗机构医院感染管理工作的高度重视。医院传统的消毒、灭菌模式及管理方法缺乏专业的知识、有效的监测手段和科学的监督机制，造成临床实际运用杂乱无章、医疗器械消毒不规范。为此，改变医院的传统模式势在必行。

二、集中管理的优势与挑战

按国家行业标准要求，医院应采取集中管理的方式，对所有需要消毒或灭菌后重复使用的诊疗器械、器具和物品由消毒供应中心负责回收清洗、消毒、灭菌和供应。内镜、口腔器械的清洗消毒，可以依据国家相关标准进行处理，也可以集中由消毒供应中心统一清洗、消毒和（或）灭菌。消毒供应中心应在院领导或相关职能部门的直接领导下开展工作。医院应将消毒供应中心纳入本机构的建设规划，使之与本机构的规模、任务和发展规划相适应；应将消毒供应工作管理纳入医疗质量管理，保障医疗安全；应将消毒供应中心建设纳入本机构信息化建设规划，采用数字化信息系统对消毒供应中心进行管理。

实施集中管理的过程实际上是消毒供应中心建设的过程，也是质量不断提升的过程。全院重复使用的消毒灭菌器械、器具及物品由消毒供应中心全程处理的管理模式，主要由医院管理及职能管理部门协调建立，而消毒供应中心的重点是能解决技术问题，把各类重复使用的消毒灭菌器械、器具及物品集中处置，保证临床需要。集中管理给消毒供应中心带来众多的问题与困难，无论是器械的种类、器械的复杂性和临床需要的差异性，还是回收与发放等周转的工作量，需要消毒供应中心改变观念，主动深入了解各临床科室器械的特点和不同需要，运用专业知识和技术解决这些困难，根据其需求及时供应，并进行持续的质量改进。集中管理的实施方法应结合医院管理的基础条件，不断完善。

三、主要规章制度

消毒供应中心是保证医疗、护理质量及控制医院感染的重点科室，规章制度是消毒供应中心管理的基础，是保证工作正常高效运作的重点措施，也是评价工作质量的标准和依据，具有明确的规范性和强制性。管理者应建立相应的管理制度，对工作流程、质量评价、人才培养等起到指导和规范作用。

消毒供应中心应建立健全岗位职责、操作规程、消毒隔离、质量管理、监测、设备设施、器械管理和职业安全防护制度，以及突发事件的应急预案；应建立植入物与外来医疗器械专岗负责制，人员应相对固定；应建立质量管理追溯制度，完善质量控制过程的相关记录；应定期对工作质量进行分析，落实持续改进工作；应建立与相关科室的联系制度，并主动了解各科室专业特点、常见的医院感染及原因，掌握专用器械、用品的结构、材质特点和处理要点；对科室关于灭菌物品的意见有调查、反馈、落实，并做好记录。

第二节　集中管理模式

一、相关概念

（一）分散式管理

分散式管理是指医院需重复使用的诊疗器械、器具和物品，由临床科室及手术室使用后自行清洗、打包与灭菌，或仅由消毒供应中心负责灭菌的管理方式。

分散式管理的优点主要体现在：工作量分散在各临床科室；由于专科器械结构特殊，价格昂贵，各科室进行管理便于检查、保养及保存，缩短了处理的转运时间，提高了周转率。

分散式管理的弊端主要体现在：

（1）回收处理临床污染器械时没有专业且固定的场所，容易造成诊疗环境的污染；

（2）污染的医疗器械在临床科室自行清洗、浸泡、消毒等，易发生职业暴露的危险；

（3）科室不具备专业的清洗、浸泡、消毒等设施和人员，消毒灭菌效果得不到保障；

（4）在临床科室、手术室有限的空间内，不具备相对独立的区域，人流、物流、空气流无法控制，工作区域的温度、相对湿度、通风换气次数等无法满足相关要求，不利于医院感染的控制；

（5）占用临床工作时间，增加一线护理工作人员的工作负担；

（6）缺乏规范的质量控制。

（二）集中管理

集中管理是指消毒供应中心面积满足需求，重复使用的诊疗器械、器具和物品回收至消毒供应中心集中进行清洗、消毒或灭菌的管理方式。如院区分散、消毒供应中心分别设置、现有消毒供应中心面积受限或已在手术室设置清洗消毒区域的医院，其清洗、消毒或灭菌工作集中由消毒供应中心统一管理。依据 WS 310 进行规范处置的，也属于集中管理。

集中管理的优点主要体现在：

（1）提高护理人员的职业安全，避免了自行清洗、处理器械时的环境污染及锐器损伤；

（2）增加了护理人员投入临床工作的时间，提升患者的满意度；

（3）专业的清洗、浸泡、消毒等设施和人员，能达到物品清洗质量的标准，严格的生物监测，更能确保灭菌器械的安全性；

（4）有效预防医院内感染的发生，从而提升整体医疗服务质量；

（5）节约医疗资源，在我国卫生资源还明显不足的条件下，必须提高再生物品的利用率，减少医疗资源的投入；

（6）降低患者医疗费用，集中优质设备、专业人才、进行专业化操作，有效降低医院感染率；同时再生医疗物品批量集中、专业化处理，可以使单个再生医疗物品的成本降低，从而降低患者的医疗费用。专业化的操作可以提高再生医疗物品的安全性，降低患者对昂贵一次性医疗用品的依赖，从而有效降低患者医疗费用的支出。

二、集中管理的原则与要求

（一）基本原则

（1）采取集中管理的方式对所有需要消毒或灭菌后重复使用的诊疗器械、器具和物品由消毒供应中心回收，集中清洗、消毒、灭菌和供应。主要包括：所有高度危险器械，如手术室器械、外来器械等；各临床科室使用的专用器械、器具和物品，如眼科微型、耳鼻喉手术器械、口腔器械等；消毒后直接用在患者身上的器械、器具与物品，如开口器、重复使用的呼吸机管道等，均由消毒供应中心集中回收、清洗、消毒、灭菌、供应。

①诊疗器械、器具和物品的再处理应符合使用后及时清洗、消毒、灭菌的程序及监测工作，并符合 WS 310.2 和 WS 310.3 的相关规定。

②进入人体无菌组织、器官、腔隙或接触人体破损的皮肤、黏膜、组织的诊疗器械、器具和物品应进行灭菌。

③接触人体皮肤、黏膜的诊疗器械、器具和物品应消毒。

④被朊病毒、气性坏疽及突发原因不明的传染病病原体污染的诊疗器械、器具和物品，应执行《医疗机构消毒技术规范》的规定。

（2）暂不能由消毒供应中心集中回收清洗消毒、灭菌供应的物品，医院要根据集中管理的原则创造条件，逐步实施，明确工作计划安排，最终达到所有需要消毒灭菌后重复使用的物品都由消毒供应中心处置的目标。

（3）若因建筑条件，手术室器械运送困难，可由消毒供应中心派人接管手术室清洗消毒部门，统一清洗消毒后，由消毒供应中心灭菌供应。

（二）基本要求

（1）根据 WS 310.1 的要求，消毒供应中心应在院领导或相关职能部门的直接领导下开展工作，满足集中管理工作方式的需要，对涉及医院感染、护理、设备及后勤等相关问题，针对性地建立健全管理制度，将消毒供应中心的工作管理纳入医疗质量管理，保障医疗安全。

（2）消毒供应中心的建筑面积、设备设施、人员组织及工作质量和效率，是医院能否实现集中管理的重要指标。医院消毒供应中心的新建、扩建和改建，应遵循医院感染预防和控制的原则，遵守国家法律法规对医院建筑和职业防护的相关要求，并对此进行充分论证。

（3）内镜、口腔器械的清洗、消毒和灭菌，已依据卫健委有关规定建立了口腔消毒室或内镜中心的，可仍按照有关规定进行处理，但应注意清洗包装及灭菌等环节应符合标准。如其处理条件不符合有关规定，建议由消毒供应中心统一进行清洗消毒和灭菌处理。

（4）外来医疗器械与植入物的管理应符合 WS 310.1 的要求，由消毒供应中心负责外来医疗器械与植入物的接收、清洗、消毒、灭菌及供应工作。使用后应经消毒供应中心清洗消毒后方可交还器械供应商。消毒供应中心应备存医院与器械供应商签订的服务协议书，并建立质量服务反馈机制，对实施过程中的问题进行及时和定期分析改进。

（5）满足特殊器械专项管理要求，建立专科器械管理制度，包括岗位职责、操作流程、操作步骤、质量监测等。

（三）现实意义

消毒供应中心集中管理模式的实施有利于专业化管理、合理使用资源，最大限度地利用现有人力和物力等资源，避免了设备设施、空间和人员的浪费，对提高工作效率，规范器械处置，确保医疗器械的质量安全起到了重要作用。这也是我国卫生行业标准倡导的管理和工作模式。

消毒供应中心集中管理模式势必对质量控制、操作规范、流程优化提出更高的要求，这些能积极有力地促进从事消毒供应的专业人员，不断努力探索本专业的发展，增加工作人员的专注度和自信心。

三、区域化集中管理

根据 WS 310.1 的要求：鼓励符合要求并有条件的医院的消毒供应中心为附近医疗机构提供消毒供应服务。通过整合医疗资源，达到区域的资源共享，解决基层医院、中小型医院无菌物品供应困难的问题，消除医院感染的安全隐患。

（一）区域化集中管理的概念

区域化集中管理模式是指卫生行政主管部门在一定区域内根据医院服务量大小，合理科学创建一个不依附医院的、独立的、功能齐全的消毒供应中心，而无须在每家医院设立消毒供应室或中心。

（二）区域化集中管理的优点

1. 保证医疗安全

中小型医院不具备规范的清洗、消毒、灭菌设备，自行处理的灭菌物品质量得不到保障，区域化消毒供应中心由专业人员管理及处理重复使用的医疗器械及物品，可保证灭菌物品的合格和安全。

2. 节约医疗资源

创建区域化消毒供应中心可以减少重复建设消毒供应室，整合资源，发挥设备最大效能，节省人力成本，保证器械灭菌质量。既能保证卫生资源的合理配置，又能提供专业化的消毒供应服务，从而在保证安全结果的前提下获得最优的投入产出比。

3. 降低患者医疗费用

随着现代化科学技术的发展和诊疗技术的进步，许多新仪器、新设备在消毒供应中心被广泛应用。因此对再生医疗器械的清洗、包装、消毒、灭菌也提出了更高的要求。集中优质设备，集中专业人才，进行专业化的操作，有效降低医院感染率；同时对再生医疗物品进行批量集中、专业化处理，可以使单个再生医疗物品的成本降低，从而降低患者的医疗费用。

4. 保护生态环境

医疗废弃物的日渐增多是造成环境污染的重要因素之一，如何减少一次性医疗物品的使用，正确利用再生医疗物品已成为医疗行业普遍关注的问题。在我国环境污染日趋严重的背景下，适当扩大再生医疗物品的使用、减少一次性医疗物资的消耗尤为重要；因为很多的医疗废弃物需要几十年甚至上百年才能降解，因此建立区域化的消毒供应中心，提供专业的再生医疗产品，可以有效减少一次性医疗废物的增加；同时区域化的消毒供应中心可以集中、专业地处置其产生的各种各样的化学处理剂和污染废物，使污染源相对集中处理，从而保护生态环境。

（三）区域化集中管理的发展趋势

区域性消毒中心因适应我国社会卫生资源紧缺的国情，得到了政府的大力支持，国家也相继出台多项政策措施以鼓励创建新型消毒供应中心。2015 年 9 月召开的国务院常务会议特别提到整合共享消毒供应等资源。根据 WS 310.1 的要求：鼓励符合要求并有条件的医院的消毒供应中心为附近医疗机构提供消毒供应服务。区域化集中管理是消毒供应中心未来发展的新方向、新趋势、新模式，应及早深化管理要素的研究，为其建设及进程的继续推进做好充分准备。

区域化消毒供应中心的建设是一项综合性、系统性比较强的社会工程，涉及政治、文化、经济、法律、教育等多方面因素，需要多方合作和努力，才能促进其稳步前进，从而实现良好的社会效益和经济效益。

随着专业化、集中化、信息化成为消毒供应专业的发展趋势，以及在医疗成本大幅度上升和社会卫生资源紧缺的情况下，在我国积极创建区域化消毒供应中心已迫在眉睫。

第三节　消毒供应中心管理制度

规章制度是消毒供应中心管理的基础，是保证工作正常高效运行的重点措施，也是评价工作质量的标准和依据。消毒供应中心的管理制度包括行政管理制度和工作管理制度。

一、基本要求

（一）建立规章制度的原则

1. 规范原则

遵循国家相关法律、法规，遵循《医疗机构管理条例》《护士条例》《消毒管理办法》《医院感染管理办法》和医院管理相关制度，符合医院感染预防和控制原则，根据医院无菌物品重复使用的生产特点，制定消毒供应中心规章制度，达到预防和控制无菌物品质量，保证医疗安全的目标。

2. 科学原则

消毒供应中心规章制度应符合消毒供应专业的质量标准，遵循 WS 310 卫生行业标准来制定各单位消毒供应中心的规章制度，并细化为工作岗位的操作规程。

3. 实用原则

规章制度能保障实行集中管理的工作模式，所有需要消毒或灭菌后重复使用的诊疗器械、器具和物品由消毒供应中心回收，集中清洗、消毒、灭菌和供应，并对其实施方法有完善的工作质量标准和流程指引。

4. 指导原则

符合消毒供应中心岗位工作的需要，有利于工作人员执行，并对其工作质量有指导和约束作用。规章制度应根据实行效果，定期补充和修订，不断提升质量标准。

（二）规章制度的作用

1. 规范工作行为

消毒供应中心的规章制度是长期工作实践与经验的总结，是将日常的工作、每项技术和个人的工作方法，加以条理化、系统化和制度化，通过规章制度约束和规范工作行为，成为共同遵循的工作准则，以此作为工作质量标准，做到有章可循，从而保证工作质量的同一性和稳定性。

2. 建立质量评价标准

完善的质量管理、工作质量标准等规章制度，是工作过程和终末质量的衡量标准。对工作过程的效果进行定期考核和评价，及时发现问题，及时纠正，并不断地完善工作制度。

3. 增强团队专业性

良好的规章制度能有效地整合专业资源，通过制度告诉每位工作人员其岗位及职责、存在问题及解决办法，员工之间分工明确并建立良好的协作关系。

4. 质量持续改进

依托良好的规章制度对实践效果进行科学评价，收集数据，反馈信息，在科学循证的基础上，不断提出改进措施，促进整个工作流程和管理质量的提高。

二、行政管理制度

（一）会议制度

消毒供应中心会议根据会议主题和解决问题的重点不同，可分为科务会、质量分析会和业务培训会。完善的会议制度有利于工作人员及时掌握科室的工作管理状态，促进科室各项工作的协调与发展。

（二）请示报告制度

根据层级岗位，落实请示报告的责任。请示报告的目的是落实岗位责任制，及时准确发现和解决问题，避免发生严重的安全事件，确保消毒供应工作得到合理安排并顺利完成。

（三）临床科室联系制度

消毒供应中心应主动与临床科室沟通交流，及时掌握临床科室对无菌物品的需求，了解消毒供应中心的服务质量和完善意见，对科室的意见和建议及时反馈。

三、工作管理制度

（一）消毒隔离管理制度

消毒隔离管理制度是消毒供应中心感染预防和控制中最重要的环节。各工作区域的消毒隔离措施具有不同的要求。管理制度是为了保证医院感染预防措施能落实到位，达到无菌物品安全的目的，分为去污区、检查包装及灭菌区、无菌物品存放区等消毒隔离管理制度。

1. 去污区消毒隔离管理要求

（1）组长负责落实各项消毒隔离措施：建立和落实工作区域的物表、环境的清洁消毒制度，重点控制污染源的传播。

（2）制定人员进出缓冲间的指引，落实管理制度：工作人员进入时应着防护服、手套、圆帽和专用鞋；离开去污区时要脱防护服、洗手和更鞋。

（3）接收分类时，对朊毒体、气性坏疽及突发原因不明的传染病病原体污染的器械单独处理；严格遵循 WS 310.2 标准及卫生行政部门的相关要求。

（4）落实标准预防，防止职业暴露；禁止裸手接触器械，建立使用特殊清洗设施的防护指引。

（5）工作区域的物表及时清洁消毒，如器械接收台、清洗池、清洗机械设备，地面保持清洁干燥。

（6）回收工具每次使用后清洗、消毒、干燥备用；卫生清洁工具专区专用；可设置独立的洁具间或洗车间。

2. 检查包装及灭菌区消毒隔离管理要求

（1）组长负责落实各项消毒隔离措施：重点提高工作区域的物表、环境的清洁度，控制非工作人员进出；减少清洁器械及物品再次污染的概率。

（2）人员进出缓冲间要做到污洁分明，专用工作服、鞋分区放置，进入工作区前要洗手。

（3）器械组合包装操作前，对器械包装台进行清洁，未达到清洁标准的物品不得放置或接触待包装物品。

（4）工作人员进行器械组装之前要洗手，必要时戴清洁手套。

（5）敷料及布巾类在密闭的敷料间放置、检查和包装。

（6）带有外包装的物品不得直接进入器械包装间；工作区域内物品放置整齐，避免产生灰尘和真菌；每日检查室内温湿度，应符合 WS 310.1 的标准。

（7）每天工作结束后进行打扫工作，清除灰尘和絮状纤维等。

3. 无菌物品存放区消毒隔离管理要求

（1）发放员负责落实本区域消毒隔离制度：保证无菌物品存放安全，不受到污染。

（2）工作人员进入工作区域要洗手：接触无菌物品容器的手部必须清洁、干燥。运送时应保持密闭性。

（3）无菌物品收发区每天保持好环境卫生，保持清洁无尘；温湿度符合 WS 310.1 的标准。

（4）放置无菌物品的货架定期擦拭，干燥后方可放置无菌物品。

（5）灭菌合格物品应有明显的灭菌标志和日期，分类摆放，在有效期内使用。一次性医疗用品拆除外包装后，方可移入无菌物品存放区。

（二）质量管理制度

消毒供应中心的质量管理制度是无菌物品质量安全的核心。质量管理包括质量组织管理、质量管理方法、质量管理控制和质量持续改进。

（1）建立质量管理专业小组，由中心主任或护士长、质管员及各区组长组成。定期召开质量管理会议。

（2）由质量管理专业小组负责，组织制定各工作区域技术操作质量标准及考核体系。

（3）岗位工作人员应对自己工作质量承担责任，明确质量标准和要求，对自己工作质量未达到标准的原因进行分析，并提出改进建议。

（4）组长每日应对本区的工作质量随时检查，对员工进行及时指导，对存在的问题及时纠正并记录。根据出现的问题，应重新审视工作制度、岗位培训等是否符合岗位需要。问题、改进措施和效果应及时记录，并定期进行总结与分析。记录的内容包括时间、发生问题经过、相关人员、原因分析及改进的措施、效果等。

（5）中心主任或护士长做好过程质量控制，对各组的工作质量及时给予指导和帮助。参照科室各区域工作质量标准，进行质量检查。发生的质量不达标事件，及时组织相关人员针对存在的问题进行分析、讨论，提出改进措施并评价实施效果。

（6）各区要完善各项工作的质量标准，建立各区域的工作质量控制重点。

（7）做好终末质量及质量反馈。

（8）建立质量追溯管理制度。

质量追溯是对影响清洗、消毒、灭菌结果的关键要素进行记录，保存备查，便于查找和追寻相关的原因和责任，达到工作质量的持续改进。

（三）设备设施管理制度

消毒供应中心主要的设备种类包括：清洗消毒机、干燥柜、超声清洗机、医用热风机、各种灭菌器等，应定期进行技术参数确认或性能验证。

（1）科室应根据工作任务及要求，结合本科室现状及发展做出切合实际的仪器设备装备规划，并依照规划的要求，本着实用、经济、先进、可持续发展的原则，制订切实可行的年度购置计划。

（2）建立医院消毒供应中心的设备申购制度。设备生产厂家及销售公司应符合卫生行政部门颁发的相关规定。

（3）建立设备安装验收管理制度。设备使用过程中，定期对设备性能进行确认，模拟实验，确认在特定条件下是否达到使用效果和要求。

（4）医院消毒供应中心建立规范的设备管理制度，合理配置设备，提高设备使用率，降低故障发生率，延长使用周期。仪器设备管理包括设备的购置验收、运行维护和报废等制度。

（5）建立设备安全操作规程，发现异常应及时报告及处理。

（6）操作人员应做好培训，合格后方可上岗。

（四）器械、耗材管理制度

医院消毒供应中心的器械管理主要是指临床常用的诊疗器械。其特点是数量大、涉及科室多、低值易耗及使用率高。医院消毒供应中心耗材包含：医用清洁剂、包装材料、清洁敷料、润滑剂、消毒剂、监测材料等。

（1）设专人管理，掌握使用情况，并负责器械、耗材的申领及报废工作。

（2）建立器械、耗材的发放管理制度，保证常用器械、耗材入库发放质量。

（3）规范器械日常维护，合理确定耗材库存数量及种类。

（4）器械、耗材放置有序，容器符合要求。首次购入一次性包装材料的，应与医院感染办公室共同对生产商资质及质量参数进行确认。

（五）外来医疗器械与植入物管理制度

所有外来器械与植入物均由医院消毒供应中心集中回收、交接、清点、清洗、消毒、包装、灭菌及供应。

（1）建立外来器械规范管理制度。外来器械的准入应进行质量审核工作，确保手术安全。医院对所有外来器械公司进行备案，公司或厂家的资质等应符合卫健委及国家相关管理规定。由设备管理、医疗管理、护理管理、医院感染、手术室及消毒供应中心等工作人员组成质量审核小组，定期评价外来器械管理制度实施效果。

（2）经医院审核准入的外来器械公司，由医院相关职能管理部门提供器械公司名单，通知消毒供应中心和手术室。

（3）器械公司应提供每套每类器械的数量，清洗、包装的文字及图示指引，对特殊器械提供相应的灭菌方法与参数，且承担培训指导的责任。使用后的外来器械进行清点，清洗消毒、灭菌后，方可带离医院。确保外来医疗器械与植入物的灭菌效果，预防医院感染的发生。

（4）消毒供应中心灭菌后植入器械的放行：应确认生物监测结果合格后方可放行。对紧急放行程序执行 WS 310.3 相关标准。

第六章
消毒供应中心质量安全管理

秦年　张镤月　刘争

随着现代化质量管理在理论及实践中的应用，质量管理越来越成为所有组织管理工作的重点。只有用最完善的质量管理制度才能保证消毒供应中心最有效的工作，为患者提供最安全的产品，为医疗安全保驾护航。

医院消毒供应中心由于其工作性质和内容的特殊性，在对其进行质量管理的工作中，提供更多独立性的同时，又需将其纳入医院质量的统一管理之中。其质量管理工作由医院质量管理组织和科室质量管理小组共同组成。两者职责明确，分工协作，共同促进消毒供应中心的质量管理，完成质量管理目标。

第一节　概述

一、消毒供应中心质量管理组织架构

（一）质量管理组织

医院消毒供应中心质量管理组织由其主管部门及医院感染委员会组成，主要职责为协助建立健全消毒供应中心的质量组织管理，明确消毒供应中心管理人员的工作职责，根据国家卫健委要求协助建立和完善消毒供应中心各项质量管理制度和标准，为其提供建设性意见并对其进行定期质量评价，与科室共同保证消毒供应中心质量管理工作，完成质量管理工作目标。

（1）协助建立健全消毒供应中心质量标准、质量追溯等各项质量管理制度。

（2）与消毒供应中心合作，建立完善医院消毒供应中心管理组织与科室质量管理小组沟通反馈流程，确保相关质量管理工作的传达与反馈，共同促进消毒供应中心质量管理的完善。

（3）根据国家卫生部要求并结合本院具体的质量管理内容，对消毒供应中心进行质量管理工作指导，促进质量管理工作的落实。

（4）在宏观层面上，参与消毒供应中心的质量管理工作，并为科室质量管理提供必要的帮助。

（5）对消毒供应中心日常工作进行监督，定期进行质量检查、评价与反馈，发现并解决问题，促进科室质量管理工作的改进。

（二）质量管理小组

消毒供应中心质量管理小组由科室负责人带头，各区组长及相关管理人员参与，共同为科室质量管理工作负责。实行层级质量管理方法，与科室工作人员共同促进质量管理工作的落实，完成科室质量管理工作目标。

（1）建立完善“科室负责人－各区组长－岗位负责人－工作人员”质量管理、反馈规程，便于科室质量各项工作的落实与反馈。

（2）在各工作区域内设立组长，指导、监督本区日常工作，确保各项工作按照正规流程进行。根据工作实施效果，持续地对工作质量进行判断、分析、评价、反馈，针对性地改进工作规程和方法，促进质量管理工作的落实与完善。

（3）设立质检员一职，负责消毒供应中心质量管理与监督工作，利用科学的手段与方法，结合科学的仪器设备对日常工作质量进行抽查监测，并对结果进行总结、分析、反馈，及时纠正工作中的偏差，促进质量管理工作的落实与进一步提高。

（4）协助负责人开展持续有效的、符合岗位需求的教育培训，设置并落实培训计划，根据最新的要求、指南，更新工作人员的知识储备，提高其工作能力，确保日常工作规范、标准得以有效落实，促进科室质量管理工作的进步与完善。

（三）层级管理

消毒供应中心应在医院相关领导及相关职能部门的领导下开展工作。各层级在各自职权范围内，履行消毒供应中心的相关管理职责，直属护理部，护理质量管理部门和医院感染管理部门负责业务指导管理，定期对消毒供应中心质量管理进行检查和评价，并做好记录。设立科护士长或护士长，根据工作量及岗位需求，合理配置具有职业资格的护士、消毒员和其他工作人员。

二、消毒供应中心质量管理原则与标准要求

（一）管理原则

医疗质量可以理解为“产品满足需求和潜在的需求及特征的总和”，按实体的性质可分为产品质量、服务质量、工作质量、过程质量等。任何产品都是为满足使用者的需求，以提高医疗质量的效果和效率。

1. 标准化原则

标准是衡量事物的准则、榜样、规范，是对重复性事物和概念所作的统一规定。医疗质量各要素相互补充、相互制约，各个环节必须有相应技术、服务标准规范、同质化管理，保证医疗工作连续进行。

2. 满足临床科室需要

牢固树立“患者安全第一”的思想，把服务临床，服务患者的思想贯穿到对消毒供应中心工作流程各个环节的管理中，为其提供优质的服务、安全的用品。

3. 持续改进

“没有最好，只有更好”是全面质量管理（TQM）一直践行的承诺，在这种观念的指导下，消毒供应中心只有不断地改进无菌物品的可靠性，提高服务质量，才能确保消毒供应中心得到持续发展。

4. 全面提高质量

全面质量管理采用广义的质量定义。它不仅与最终的无菌物品有关，还与回收及发放等环节、快速响应科室需求、提供更优质服务等有关。

5. 精确度量

全面质量管理采用统计的方法度量组织作业的每一个关键变量，如器械清洗不合格数、器械组合包装不合格数、器械丢失数以及湿包发生数等，然后同标准和基准进行比较，便于发现问题、追踪问题，从而达到解决问题、提高品质的目的。

6. 向员工授权

对产品质量进行事前控制，使每一道工序都处于被控制的状态，需要管理者充分授权。全面质量管理广泛地采用团队形式作为授权的载体，依靠团队发现和解决问题，吸收一线工作人员，包括护士和工人。把质量控制工作落实到每一名工作人员，让所有参与者关心物品质量，主动承担自己工作质量的管理，使其达到质量要求，并将发生的偏差主动报告，寻找解决方法。

7. 营造宽松的工作环境

医疗质量的持续改进是所有员工应履行的职责和义务，因此，医院、科室领导鼓励员工在工作中提出建议，通过基层人员的建议发现更多问题，采取改进措施，不断提升工作质量。创造良好的工作环境及氛围，增加人文关怀，提升员工幸福感。

（二）标准要求

1. 器械清洗质量标准

（1）器械清洗质量标准的内容主要包括各类器械的检查方法、检查工具和评价标准。日常检查采用目测或使用带光源放大镜对干燥后的每件器械、器具和物品进行检查。定期检查采用 ATP 酶、残余蛋白等方法抽取有代表性的器械、器具和物品进行检查。通过定量的数值分析，科学地评价清洗的效果，从而进行清洗流程或操作规程的调整。

（2）各类器械的清洗合格评价包括任意一件器械表面及其关节、齿牙处应光洁，无血渍、污渍、水垢等残留物质和锈斑，功能完好，无损毁，等等。评价结果通过合格率来反映整体质量水平，并予以控制和持续改进。

2. 器械组装质量标准

（1）器械组装的质量标准主要包括包装前准备、功能检查、组装和闭合全过程的质量要求。

（2）器械装配的技术规程或图示包括所有手术器械的识别、功能特点、检查及组合。

（3）核对器械的方法和要求：建立器械的核对方法、标准和内容，用图示和文字进行清晰表达。使用不同包装材料相对应的质量标准，如棉布、无纺布、医用纸或纸塑包装及硬质容器等材料的选择、检查、使用方法，闭合式或密封式包装注意事项等。

3. 包装评价标准

对照各种器械的操作规程与质量标准，进行定期或不定期的包装物品质量评价，包括包装标识、材料、封口情况等。评价结果是通过对照标准，统计包装物品合格率，以反映包装质量的水平。

4. 灭菌质量标准

灭菌质量标准包括灭菌前的准备工作，灭菌方式的选择，灭菌程序、装载、灭菌过程监测及卸载等过程。

（1）灭菌方式及灭菌程序：对不同（常规）灭菌方式或灭菌程序的灭菌物品，应有明确的使用原则和质量标准。质量标准包括选择灭菌程序的依据、灭菌物品的名称、类别及负责人。

（2）灭菌前准备工作的质量标准：灭菌合格并放行的标准必须与本医院消毒供应中心使用的灭菌器参数达到一致，如仪表合格数据、蒸汽压力及水压、冷凝管道阀门、灭菌器门密封条和清洁舱内及进行 B-D 测试的操作规程与质量标准。各项数据合格后才能进入灭菌过程。

（3）待灭菌物品装载标准：各种灭菌包需有明确的体积、放置及装载量的质量标准，超大、超重灭菌包的质量标准应有具体手术器械包的名称、装载方法、灭菌参数、卸载检查要求及不得放行的指征等。

（4）灭菌过程质量标准包括：灭菌员工作职责与质量要求、灭菌过程的物理监测质量标准、化学监测及生物监测的操作规程与质量标准、卸载时对灭菌后物品进行确认的质量标准。

5. 无菌物品储存与发放质量标准

无菌物品储存与发放质量标准包括：接收时或发放前对所有无菌物品有效性的确认标准、无菌物品存放管理的质量标准、无菌物品名称标识的质量标准。

第二节　质量安全管理的工具与方法

一、质控工具

（一）记录数据分析法

这种方法适用于医院消毒供应中心基础的质量管理。科学设计和分析人工记录数据，用于质量控制和过程改进。

1. 分时间段统计分析功能

对每天所接收器械的数据记录从数量、种类、回收时间、污染程度等方面进行统计分析，通过横向或纵向的数据对比，得出本科室器械回收高峰，掌握高污染、高危险性器械的回收规律，从而对岗位进行合理安排、调整，确保工作精确高效运行。

2. 分类统计分析功能

对所回收器械从种类、数量两方面进行数据记录，用科学的方法对清洗质量进行检测、统计、分析。通过对清洗合格率的统计，进行分析，得出各种器械存在的差异，为进一步改进提供支持。

3. 清洗方法分类统计功能

对器械清洗从清洗流程、清洗方法、清洗效果等方面进行有针对性的统计分析，发现影响清洗质量的关键环节；用这些关键环节的数据和科学的实验进行对比，得出影响清洗质量的关键因素。通过对这些因素进行改进，进一步从根本上解决器械清洗中的质量问题。

（二）根本原因分析法

根本原因分析是一种解决问题的方法，旨在定位产生问题的根本原因并最终解决问题。这是一个系统化的问题处理过程，包括定义问题、分析原因、计划解决方案、实时解决方案、追踪反馈。

促使问题产生的原因有很多，根本原因往往隐藏在基本原因之下，包括设备因素、人为因素、系统因素、流程因素等。在工作中，对产生的问题进行分析，并对可能的原因进行记录，再分析，再记录。通过不断发问，对所有的原因进行分析，直到发现根本原因。

确定根本原因之后，制定与评估解决根本原因的最佳方法，从根本上解决问题。在消毒供应中心的管理领域中，根本原因分析能够发现组织管理、工作规程中问题的症结，对其中的偏差进行控制、改正和预防，使科室的管理得到整体的改善和提高。

1. 根本原因分析工具

（1）因果分析——鱼骨图。通过分析找出问题发生的直接原因与间接原因。因为解决问题的过程易受思维定式和原有管理方法的影响，所以，提倡通过头脑风暴法，找出问题内在联系，按相互关联性整理成层次分明、条理清楚，并有重要标识的图形，因其形状如鱼骨，又称鱼骨图，是一种透过现象看本质的分析方法。

（2）头脑风暴法。绝不批评任何一个想法；快速地写下每个想法并保持思维流畅；鼓励在他人意见的基础上提出自己的想法；鼓励发散性思考；将规则张贴在明显区域，指派一个记录员将各种想法写在纸上；讨论要充满乐趣。

2. 鱼骨图制作步骤

（1）清楚地陈述问题或目标。由负责人召集相关人员组成工作组，成员必须对问题有一定了解。

（2）清晰表达解决问题的过程路线。负责人将拟找出原因的问题写在黑板或白纸右边的一个框内，并在尾部引出一条水平直线，该线称为鱼脊，在此基础上对思路做出清晰的梳理。

（3）确认 3~6 个主要原因类别。画出与鱼脊成 45° 的直线，并在上面标出引起问题的主要原因。这些与鱼脊呈 45° 的直线称为大骨，又称主要原因。运用头脑风暴法对引起问题的原因进一步细化，每个类别下均填写原因，并将每个原因联系到主要类别，画出中骨、小骨等，尽可能列出所有原因。

（4）对鱼骨图进行优化整理。针对每个原因思考其影响因素，把这些因素放在从原因出发的一条线上，整理问题与原因的层次以标明关系，由此，便能很好地描述定性的问题。

（5）选出影响因素。对最可能的原因达成一致意见，将它们圈出来，寻找那些重复出现的原因。

（6）同意采取的步骤，通过收集数据确认原因，并采取纠正措施消除原因。

（三）六常法（6S 管理法）

六常法是指在生产现场中对人员、机器、材料、方法等生产要素进行有效管理的一种方法。六常法，即"常整理""常整顿""常清扫""常清洁""常自律""常安全"。其宗旨是从小事做起，重在坚持。它是一个由内向外，由人向物、由软件到硬件、由理论到实践、由制度到流程、由考评到自省的完整的管理体系。

1. 常整理

对工作区域里的物品进行归类，将需要的物品留下，不需要的物品清理出工作区域。进行归类时，需要考虑物品的使用频率、使用时间以及物品的数量等因素。对不需要的物品还要制定处理规程，如丢弃、报废或归入仓库等。

2. 常整顿

"整顿"是指将区域里的物品合理摆放以方便工作人员拿取使用。方法是建立一套物品识别系统，将每项物品根据其数量、体积放到合理的位置并贴上清晰的标识加以区分。

3. 常清扫

"常清扫"不单指扫除、清理污垢这一动作，还包括在清扫的同时完成对各项设备、工具的检查。其内容为：划定清扫范围；明确工作人员各自清扫的工作区域、设施和工具的方法；训练工作人员在清扫时学会检查各项设施及工具是否在正常状态。确保工作区域清洁、整齐、安全，应经常进行清扫工作。

4. 常清洁

“常清洁”是指通过清洁保持工作区域干净、无污垢的状态，为此要常整顿、常清扫。包括：使用识别系统，张贴合适的标签和使用透明盖子等目视工具以增加工作场所的透明度；发现影响工作环境清洁的因素并加以改善，包括对油烟、粉尘、噪声及有害烟雾等的处理；把整理工作场所的每一项工作标准化。

5. 常自律

“常自律”是指严格遵循工作准则，并形成良好习惯，从而创造一个安全的工作场所，包括严格遵循工作程序及操作法则、亲身体会实践 6S 管理法所带来的改善、养成自发性的安全改善习惯。

6. 常安全

加强对工作人员的安全教育，养成严格的慎独精神。包括医疗安全，防止医疗事故的发生；较强的应急反应能力，能在最短时间内解决问题。与此同时，科室应建立相关的应急预案处理流程，如火灾应急预案、锐器伤的应急预案等；定期组织学习消防知识，进行消防演练。

（四）全面质量管理（TQM）

全面质量管理就是对无菌物品的生产过程进行全面控制。

1. 特点

全面质量管理类似于全面质量控制（TQC）。首先，质量的涵义是全面的，不仅包括产品服务质量，还包括工作质量。其次，TQC 是对全过程的质量管理，不仅要管理重复使用物品从回收、去污、灭菌到储存发放的处置过程，还要管理其耗材的采购、工作程序的设计等相关过程。不但能提高 CSSD 物品的周转率，降低所需成本，还能提高工作效率，满足临床科室需求。

2. 方法

科学的质量管理，必须以数据为依托，结合专业技术和实际情况，对存在的问题做出正确判断，进而采取正确措施加以改进。在全面质量管理工作中，质量指标数据的统计与分析十分重要，但数据统计方法只是其中一个内容，它并不能代表全面质量管理。全面质量管理必须通过运用 PDCA 循环的方法才能得以实现。

PDCA 循环也称戴明循环，是一种科学的工作程序。通过 PDCA 循环能够提高产品、服务或工作质量。P（plan）——计划；D（do）——实施；C（check）——检查；A（action）——处理。四个阶段循环往复，没有终点。

（1）计划阶段。该阶段的主要内容是通过对无菌物品的需要及使用情况对临床科室进行调查、征求临床科室的意见，明确临床科室对无菌器械的质量要求，最终确定质量评价、质量目标和质量计划等。

（2）执行阶段。这个阶段是实施计划阶段所规定的内容，如根据质量标准从无菌物品准备工作的每个步骤进行展开，还应包括在计划执行前对工作人员的培训。

（3）检查阶段。这个阶段主要是在计划执行过程中或执行之后，用以检查执行情况，判断工作是否符合计划阶段的预期结果。

（4）处理阶段。这个阶段主要是根据检查到的结果，采取相应措施。成功的经验加以肯定并适当推广、标准化；失败的教训加以总结，以免重现；解决的问题放到下一个 PDCA 循环。

（五）持续质量改进

1. 特点

（1）持续质量改进（CQI）是一个过程，旨在提高产品和服务质量。科室应始终追求最高水平的产品和服务质量，以满足顾客需求，所以过程是持续的。顾客包括病人、医生、护士、访客、管理者，消毒供应中心工作人员及其他部门工作人员。对消毒供应中心而言，持续质量改进主要是持续提高无菌物品质量和临床各科室、消毒供应中心工作人员的满意度。

（2）随着社会的进步，医疗技术、医疗标准、医疗成本，以及临床科室和患者的期望均有所提高。这些因素使消毒供应中心必须重新评估本部门的行为方式，以确定需要改善产品和服务过程的方法。

（3）质量意味着生产的产品或服务始终要符合或超过医疗护理的期望和实践标准。持续质量改进过程要求消毒供应中心达到符合临床使用者期望的实践标准。也就是产品和服务的质量是由顾客评定的。

（4）持续质量改进研究的是以正确方式做恰当的事。即做正确的事以满足临床科室和病人的期望，以适当的方式去做这些事以便达到实践标准，保障职工和病人的安全，同时维持机构的核定成本要求。与此同时，它还指出无须做不再需要的事，即使以前一直在做，也做得很好，但其实已经不需要的事情。

（5）消毒供应中心人员参与发展部门中的持续质量改进过程，能够使部门为客户提供最优质的产品和服务，这是非常重要的。

2. 目的

通过监测及督促检查质量形成过程，消除所有操作环节引起质量不合格或不满意效果的因素。以达到质量要求，并使工作质量得到持续改进。

3. 资料收集

可设计各种表格，明确分工、责任、目标，提高工作效率。如消毒供应中心日常质量监测表、消毒供应中心每月三区质量自查表等，并按照规定定期对资料进行收集。

二、质控方法

根据质量标准，各岗位工作人员每天应将自己已完成的工作与岗位工作质量标准进行比较，出现偏差应及时查找原因；每周进行工作质量的评估、总结。对出现的问题进行分析，如发生原因（人员因素、操作方法、材料质量、设备完好性、环境因素、流程的不合理等）；对工作原始记录数据进行定期分析，包括是否符合环节质量标准、人员操作方法是否遵循操作步骤、工作规程是否科学及反馈质量的数据有无出现偏差等。质控人员定期到临床调查无菌物品使用情况，及时掌握新器械的特点及手术方式的选择，以便对其工作流程进行相应调整；做好临床科室满意度调查：满意度调查项目、调查形式及调查结果分析等；通过问卷调查的形式了解临床满意度，并不断改善服务；定期进行质量分析并开展促进质量改进的活动，以便进一步观察质量持续改进取得的效果。

（一）去污区组长质量控制

1. 质量控制内容

（1）每日交班前巡查，包括：清洗机、水压、蒸汽压是否正常；器械基数、物资交接是否清楚；有无存留未清洗物品或功能不良的器械；环境整洁安全与否等，发现问题及时处理。

（2）每日对回收、分类、清洗、消毒、干燥过程质量实施动态监控，对存在问题及时纠正。发现器械、器具或物品清洗质量不合格应进行原因分析。分析方法可采用鱼骨图。

（3）每周抽查水质质量、特殊感染处理登记情况及清洗机的日常保养情况并记录签名。

（4）每月对本区工作质量进行自查，将结果记录在《去污区质量考核评分表》（见表6-1）。

（5）每月向手术室发放工作满意度调查表，将收集的问题及时反馈给质控员。

2. 注意事项

（1）各项质量检查严格按照质控标准进行。

（2）各项质量监测严格遵守相应操作规程。

（3）发现问题及时处理、汇报、反馈，灵活运用管理工具辅助管理。

（4）人员的有效培训、岗位的合理设置、设备的科学配置及维保、用物及环境良好等是质量合格的有效保障。

（5）去污区工作人员职业防护和物品的洁污分类处理是薄弱环节，应加强注意。

表 6-1 消毒供应中心去污区质量考核评分表

考核项目	检查内容		权重	扣分
组织管理	1	工作人员着装规范，严格执行标准防护，按要求穿戴防护用具	1	
	2	对洗涤用水有定期监测记录，各项指标符合要求	1	
	3	遵守各仪器操作规程，按要求完成设备日常维护保养并及时、准确登记	1	
	4	本区工作人员熟悉去污区相关制度及工作流程	0.5	
	5	各种清洗剂消毒剂专人配制，符合要求	1	
环境管理物资	6	地面、各操作台面、清洗池清洁	0.5	
	7	车辆、搁物架、定点放置	0.5	
	8	物资按计划申领，专人管理、规范存放、有定期清点记录	0.5	
感染管理	9	可重复使用器械用封闭容器，封闭回收；车辆、容器清污标识清楚	1	
	10	清洗工具用后应清洗、消毒、干燥备用	1	
	11	特殊污染物品标识清楚，有专门处理流程，符合要求规范并有记录	1	
	12	锐器盒注明使用日期，按要求更换；消毒剂注明开瓶日期、时间	1	

表 6-1 消毒供应中心去污区质量考核评分表（续表）

考核项目			检查内容	权重	扣分
操作流程管理	回收分类	13	回收专人专岗，有核查登记	1	
		14	分类合理、处理规范	0.5	
		15	对外服务器械按要求登记，数目吻合	1	
	清洗	16	清洗方式选择得当，清洗步骤明确	0.5	
		17	刷洗操作应在水面下进行，防止产生气溶胶	0.5	
		18	管腔器械应选择相应清洗工具并应用压力水枪冲洗	0.5	
		19	机洗装筐规范，选择程序合理，清洗记录完整	0.5	
		20	清洗质量监测，洗涤质量抽查	1	
	消毒干燥	21	清洗后的器械、器具和物品应进行消毒处理	1	
		22	消毒方法选择合理、有效	0.5	
		23	干燥方法选择得当	1	
		24	管腔器械应使用气枪或 95% 乙醇进行干燥	1	
		25	对外服务	1	
得分					

注：满分 100 分，单项得分 = 标准分 × 权重（标准分　好 =5 较好 =4 一般 =3 较差 =2 差 =1

考核人________________　　考核时间________________

存在问题	改进措施	效果

（二）检查包装及灭菌区组长质量控制

1. 质量控制内容

（1）每日交班前巡查，环境整洁、安全与否，物资交接是否清楚，有无存留清洗未包装物品或功能不良器械，光源、封口机、条码打印机、追溯系统是否正常，发现问题及时处理。

（2）每日对清洗物品卸载、器械检查与保养及包装过程质量实施动态监控，对存在问题及时纠正。

（3）每日抽查待灭菌包 2 个，检查器械的清洗保养、性能、数量等是否符合包装质量要求。

（4）随时动态监控环境的洁净状态，确保空气、物表符合国家卫生标准。

（5）每周抽查包装材料质量，确保包装材料符合国家相关标准。

（6）监控包装操作人员是否规范操作，合理调配操作人员，合理分配工作，确保急件流程顺畅。

（7）督促理论教学和操作培训完成，确保操作者工作能力较好，能够完成任务。

（8）每月对本区工作质量进行自查，将结果记录在《检查包装及灭菌区质量考核评分表》（见表 6–2）。

2. 注意事项

（1）各项质量检查严格按照质控标准进行。

（2）各项质量监测严格遵守相应操作规程。

（3）发现问题及时处理、汇报、反馈，灵活运用管理工具辅助管理。

（4）人员的有效培训、岗位的合理设置、设备的科学配置及维保、用物及环境良好等是质量合格的有效保障。

表 6-2 消毒供应中心检查包装及灭菌区质量考核评分表

考核项目		检查内容		权重	扣分
组织管理		1	工作人员着装规范，手部卫生符合卫生学标准	0.5	
		2	按质控标准定期自查并记录完善	0.5	
		3	差错事故、不良事件按要求汇报和记录	1	
		4	器械包流程规范、定期抽查	1	
物资环境管理		5	检查包装及灭菌区空气正压、无逆流，空气、物表符合卫生学标准	0.5	
		6	操作台面、地面清洁，无水渍、异物，动态环境好	0.5	
		7	车辆、篮筐、搁物架、容器清洁干燥、放置位置规范	0.5	
		8	物资专人管理、按计划申领，无欠缺、积压	1	
		9	清洗工具用后应清洗、消毒、干燥备用	1	
专科业务管理		10	贵重物资定期清点，有交接记录	1	
		11	熟悉科室核心制度及操作流程	1	
		12	熟悉交接班制度，交班报告书写规范	1	
		13	器械与布类分室包装、无交叉	0.5	
操作流程管理	检查与保养包装	14	合理评估每日布类用量，正确发送和收取邮件	1	
		15	下筐符合要求，动作轻柔，器械无混淆、损伤	0.5	
		16	目测或使用放大镜等对物品进行清洗质量检查，抽查待灭菌包 5 个	0.5	
		17	器械性能检查规范、符合要求	0.5	
		18	器械保养符合要求，使用水溶性润滑油，特殊器械拆卸保养	0.5	
		19	器械双人查对，规格、数目正确，无多件、少件发生	1	
		20	锋利尖端有合理保护，管道类盘旋直径合适	1	
		21	纺织用物一用一洗，无破损、污渍，检查后使用	0.5	
		22	包内、包外监测指示物放置齐全，选择正确	1	
		23	包装材质选择适宜，包装方法正确	1	
		24	清单执行正确规范，无遗留和差错，外标识符合要求	1	
		25	外消服务	1	

表 6-2 消毒供应中心检查包装及灭菌区质量考核评分表（续表）

得分

注：满分 100 分，单项得分 + 标准分 × 权重（标准分 好 =5 较好 =4 一般 =3 较差 =2 差 =1

考核人________________ 考核时间________________

存在问题	改进措施	效果

（三）无菌物品存放区组长质量控制

1. 质量控制内容

（1）每日无菌物品发放前，检查生物监测结果，物理参数、化学监测情况，确保灭菌合格，物品安全。

（2）检查无菌包标识、包装完好性、清洁度、干燥度，确保合格。

（3）每日对灭菌物品的装载卸载、无菌物品的储存和发放过程实施动态监控，对存在的问题及时纠正。

（4）每日督促检查灭菌器及车辆车架的日常维护及保养情况。

（5）每周检查灭菌过程的物理、化学、生物监测的记录和资料是否完整齐全并签名。

（6）每月对本区工作质量进行自查，将结果记录在《无菌物品存放区质量考核评分表》（见表 6-3）。

（7）每月应到临床科室发放工作满意度调查表。根据医院设立临床医疗单元的数量，发放科室数至少应在科室总数的一半以上。年初拟定全年调查计划，交叉轮流调查，确保调查效果。将收集的问题及时反馈给质控员。

2. 注意事项

（1）各项质量检查严格按照质控标准进行。

（2）各项质量监测严格遵守相应操作规程。

（3）发现问题及时处理、汇报、反馈，灵活运用管理工具辅助管理。

（4）人员的有效培训、岗位的合理设置、设备的科学配置及维保、用物及环境良好等是质量合格的有效保障。

表 6-3　消毒供应中心无菌物品存放区质量考核评分表

<table>
<tr><th colspan="2">考核项目</th><th colspan="2">检查内容</th><th>权重</th><th>扣分</th></tr>
<tr><td colspan="2" rowspan="4">组织管理</td><td>1</td><td>本区工作人员熟悉灭菌流程、标准及相关核心制度</td><td>1</td><td></td></tr>
<tr><td>2</td><td>工作人员着装规范，符合行业标准，注意手的卫生，取放无菌物品前后应洗手</td><td>1</td><td></td></tr>
<tr><td>3</td><td>差错事故、异常事件按要求汇报和记录，临床科室无投诉。临床满意率达 90% 以上</td><td>1</td><td></td></tr>
<tr><td>4</td><td>一次性无菌物品管理制度符合要求，空气消毒登记齐全</td><td>0.5</td><td></td></tr>
<tr><td colspan="2" rowspan="2">环境管理</td><td>5</td><td>环境整洁，管理规范，符合卫生学要求。各种车辆清洁、干燥，定点放置</td><td>1</td><td></td></tr>
<tr><td>6</td><td>灭菌器表面清洁干燥，无积尘，检修舱地面清洁整齐</td><td>1</td><td></td></tr>
<tr><td colspan="2" rowspan="3">灭菌器管理</td><td>7</td><td>设专人操作，取得国家相应执业资格，无失效</td><td>1</td><td></td></tr>
<tr><td>8</td><td>做好日常维护保养，各项记录按计划完成，登记及时、准确、无漏项</td><td>1</td><td></td></tr>
<tr><td>9</td><td>灭菌器各种资质符合国家相关标准，并有年检报告、无失效</td><td>1</td><td></td></tr>
<tr><td rowspan="5">操作流程管理</td><td rowspan="5">灭菌</td><td>10</td><td>检查一个压力蒸汽灭菌包的包外观、指示带、指示卡变色情况</td><td>0.5</td><td></td></tr>
<tr><td>11</td><td>检查一个环氧乙烷灭菌包的包外观、指示带、指示卡变色情况</td><td>0.5</td><td></td></tr>
<tr><td>12</td><td>检查一个等离子灭菌包的包外观、指示带、指示卡变色情况</td><td>0.5</td><td></td></tr>
<tr><td>13</td><td>抽查一个灭菌物品的装载卸载符合要求，无湿包，外标识符合要求</td><td>1</td><td></td></tr>
<tr><td>14</td><td>灭菌质量效果监测指标符合要求，专人管理，记录完整，资料齐全</td><td>1</td><td></td></tr>
</table>

表 6-3 消毒供应中心无菌物品存放区质量考核评分表（续表）

考核项目		检查内容		权重	扣分
操作流程管理	储存	15	物品摆放符合标准要求、标识清楚	1	
		16	一次性物资拆除外包装后进入发放区	0.5	
		17	各类常规物品及抢救物品分类存放，标识清楚，保证及时供应	1	
	发放	18	发放遵循先进先出的原则	1	
		19	每日交接班，做好查对，无过期包、湿包及无灭菌标识的包发出	1	
		20	下收、下送及时，管理规范，无欠物、漏收、漏送、错送	1	
		21	严格按清单发放，发放后签名确认	0.5	
		22	无菌物品存放区物品无逆流，无菌物品一经发出，一律不得再回本区	1	
		23	对外服务	1	
得分					

注：满分 100 分，单项得分 + 标准分 × 权重（标准分 好 =5 较好 =4 一般 =3 较差 =2 差 =1

考核人______________ 考核时间______________

存在问题	改进措施	效果

（四）质控员质量控制

1. 质量控制内容

（1）交班前，巡查三区环境，检查有无未处理物品。巡查重点是查看无菌物品质量、发放数量、装载质量、配送单位等。植入物和植入性手术器械应在生物监测合格后发放。

（2）及时处理交班报告内的异常问题，每日动态巡检清洗、包装及灭菌工作流程，对存在的问题及时纠偏并记录。

（3）每天抽查待灭菌包 2~3 个，肉眼加放大镜检查物品的清洗质量、性能及包装质量等，将结果记录在日常质量监测记录本上（见表 6-4）。

（4）每天随机抽检一次灭菌过程的物理、化学、生物监测的记录和灭菌质量，并将结果记录。

（5）手术器械的清洗效果用 ATP 生物荧光检测仪抽检 5~10 件并对结果记录。

（6）每月组织进行一次全科工作质量检查，由全体质控小组成员参加。

（7）按照三区质量考核评分标准逐一检查，将结果汇总并记录在《临床护理质量控制手册》上。

（8）每月对手术室和临床科室反馈的意见进行汇总，报质控小组及护士长讨论，制订相应的改进措施并对效果及时跟踪。

（9）对巡查、督导过程中发现的问题进行原因分析，提出改进措施并指导实施。

表 6-4 消毒供应中心质量监测记录

抽查项目		存在问题	改进措施	效果评价	签名
清洗质量	管腔类器械				
	手术器械类				
	器皿类				
	植入物				
	ATP 检测				
包装质量	闭合 / 密封完好性				
	性能规格数量 / 其他				
灭菌质量	物理 / 化学 / 生物监测				
	装载 / 卸载				
	湿包 / 破包 / 标识				
其他					

2. 注意事项

（1）消毒供应中心应设立专职质控员。

（2）质控员应不断学习专业知识，以确保质控员质控能力和质控质量。

（3）各项质量检查严格按照质控标准进行。

（4）各项质量监测严格遵守相应操作规程。

（5）发现问题及时汇报反馈。

（6）整理质控资料，注意是否完整齐全。

（五）护士长质量控制

1. 质量控制内容

（1）每周制定督促重点，如记录、监测、物质、账务、教学培训等，以保障质控质量。

（2）每天至少 4 次或不定时对各个作业区的薄弱环节进行抽查，发现偏差，及时指导和纠正。

（3）对反复发生有规定、有流程、有制度不执行的人员应使用有效的质控工具或强制管理手段，如微信、信息栏公示、与绩效挂钩等。

（4）每日晨交班会上对抽查发现的问题提出建议和解决措施，同时，将针对此问题的处理流程写成文档保存，并发送全科员工，做到人人知晓，实现无缝管理，避免再次发生同样的问题。

（5）每周一次的管理小组会议，护士长应对本周作业组长和质控员在质控过程中发现的问题进行梳理总结，提出解决方案，包括优化流程，向职能部门请求支持，为工作质量提供保障。

（6）每月组织召开一次质控会议，对本月质控过程中发现的问题进行统计和分析，并提出下月质控重点。

（7）每月将质控检查结果通过信息栏和网络通信反馈给全科员工，并将科室位列前三位的质量缺陷、改进措施及效果上报护理部。

（8）每月及时处理《护理质量反馈表》上的问题，这些问题是护理部质控科巡查临床一线发现的，护士长应高度重视并采取有效措施。

2. 注意事项

（1）护士长在质控过程中，应注意善用沟通技巧，做到有效沟通。强调多倾听，善表达。发挥员工正能量，保障工作质量。

（2）各项质量检查严格按照质控标准进行。

（3）各项质量监测严格遵守相应操作规程。

（4）应有效应用质量控制工具，如数据记录、直方图、查检表、柏拉图、雷达图等进行统计分析，采用PDCA方法（见表6-5、表6-6），提出科学实用的问题解决方案。

（5）发现重大问题或不良事件，应按医院相关流程及时向有关部门汇报，同时，积极按医院要求采取有效措施，防止事件扩大或恶化，保障医疗安全。

表6-5　PDCA简表

一、监测项目			
二、预期目标			
三、负责人		四、起止日期	
五、监测情况			
六、问题叙述			
七、原因分析			
八、是否展开调查与改进：☐展开PDCA调查与改进　☐偶发性异常，不需调查			

表 6-5 PDCA 简表（续表）

计划（Plan）	实施（Do）
1. 2. 3.	1. 2. 3.
处理（Action） 1. 2. 3.	检查（Check） 1. 2. 3.
改进后监测追踪	

表 6-6 消毒供应中心持续质量改进记录表

<table>
<tr><td>一、监测项目</td><td colspan="7">湿包</td></tr>
<tr><td>二、预期目标</td><td colspan="7">零湿包</td></tr>
<tr><td>三、负责人</td><td>×××</td><td colspan="2">四、起止日期</td><td colspan="4">2014 年 1 月~2 月</td></tr>
<tr><td rowspan="2">五、监测情况</td><td colspan="2">日期</td><td>1.3</td><td>1.4</td><td>1.10</td><td>1.17</td><td>1.24</td></tr>
<tr><td colspan="2">湿包个数</td><td>1</td><td>2</td><td>0</td><td>0</td><td>0</td></tr>
<tr><td>六、问题叙述</td><td colspan="7">2014 年 1 月 3 日，手术室反应股骨肿瘤膝器械开包后有肉眼可见的水珠；1 月 5 日 CSSD 护士长夜自查发现：关节置换器械包 2 个外包装手感潮湿，开包后器械上有明显水渍</td></tr>
<tr><td colspan="8">七、原因分析
湿包的产生与蒸汽质量、供气管道、灭菌器性能、停水停电、包装、装卸载及储存环境等多种因素相关，湿包已成为国内外近 20 年来非常关注的问题，有湿包现象判定无菌包不合格。近期连续两次湿包主要与烘干时间短、冬天环境温度低造成温差大等因素有关</td></tr>
<tr><td colspan="8">八、是否展开调查与改进：□展开 PDCA 调查与改进　　□偶发性异常，不需调查</td></tr>
</table>

表 6-6　消毒供应中心持续质量改进记录表（续表）

计划（Plan）	实施（Do）
1. 湿包相关知识培训 2. 骨科器械大包增加吸湿巾 3. 规范装载 4. 延长烘干时间 5. 维持发放区恒温	1. 要求包装人员包装前严格检查物品干燥情况，组长随时抽查 2. 对容易产生冷凝水的骨科器械包内使用棉布等吸湿性强的布巾加垫或包裹 3. 规范装载，包与包之间应有空隙 4. 灭菌循环完成后，器械在锅内 10 分钟，出锅后停留 30 分钟 5. 发放完毕，及时关闭卷帘门
处理（Action）	**检查（Check）**
1. 标准化：反复学习湿包产生的原因、预防与处理措施，要求人人掌握并规范操作 2. 持续监控：护士长及质控每天巡查，发现不规范操作，及时纠正，或全科通报；每月总结当月存在的问题，将问题纳入下月工作重点	1. 知晓湿包预防措施 2. 人员规范操作

改进后监测追踪	日期	1.10	1.17	1.24	2.1
	湿包预防措施知晓率（%）	97	100	100	未查
	规范操作率（%）	100	100	100	未查

第三节　质量追溯与应急预案

根据质量管理体系的要求，所有操作过程均应以书面形式进行记录，对一个合格的器械进行再处理的过程包括：物品的接收、分类、清洗、消毒、检查、包装、灭菌、储存和发放。工作人员应严格按照标准的操作规程进行分工协作，同时对上述操作过程中的每一个环节应有质量控制的工作记录，以减少工作失误，便于经验总结。当发生问题时，能通过各个环节的记录，快速、准确查找原因，及时追回尚未使用的灭菌物品，以提高工作质量，保障患者安全，实现可追溯。

一、无菌物品质量追溯的概念及意义

通过采用手工记录或信息管理系统（条码标签或芯片标签），实现对无菌物品回收、

清洗、打包、灭菌、储存、发放、使用全流程质量信息的跟踪。通过建立质量追溯系统，加强医院消毒供应中心无菌物品清洗、消毒、灭菌质量与发放、回收质量管理，规范消毒供应中心操作流程。

召回制度为无菌物品使用安全提供了质量保障，避免无菌物品质量问题引发的医院内感染。

二、质量追溯的实施方法

（一）建立召回制度

制定无菌物品管理召回制度，明确召回物品的程序、召回问题查找、改进及分析报告内容等，明确实施召回中相关部门和临床的工作流程与责任。

物品召回是无菌物品管理工作的应急处理方案。从召回形式上可分为主动召回和被动召回。二者问题性质有所不同。主动召回是消毒供应中心发现灭菌生物监测结果阳性问题后进行的物品召回，此类召回物品的性质应属于质量管理和风险控制措施。被动召回，若出现患者感染问题所致的感染，此时进行召回的性质及问题处理的方式与前者有本质区别。

1. 召回原则

（1）根据《医院消毒供应中心第 3 部分：清洗消毒及灭菌效果监测标准》规定，生物监测不合格时，应尽快召回上次生物监测合格以来所有尚未使用的灭菌物品。回收后的物品应重新清洗、消毒和灭菌处理。分析不合格的原因，改进后，生物监测连续三次合格后方可使用。

（2）同一批次灭菌物品使用中发现多个化学包内指示卡变色不合格问题。

（3）临床出现感染问题，疑似的同批次、同品种或同规格的物品（包括一次性无菌物品）。

（4）临床反映多项同批次或同品种、规格的无菌物品材料及质量不安全问题应召回。

（5）没有按正确方法进行清毒灭菌处理的物品应召回，按相关规定处理。

2. 召回实施步骤

（1）确认生物监测不合格后，实施主动召回，或者根据临床使用问题报告事实被动召回。同时上报相关主管部门。

（2）根据物品灭菌过程记录、发放记录查找该批次灭菌不合格物品流向。

（3）立即通知使用部门停止使用，由消毒供应中心集中回收处理。

（4）召回上次监测合格以来尚未使用的所有灭菌物品及发出或未发出的质量不合格、不安全的无菌物品。

（5）消毒供应中心的上级主管部门护理部或医务处主管领导接到“灭菌物品召回报告”后，应尽快通知临床、医技等使用部门对已经使用该期间无菌物品的患者进行密切观察，发现感染等相关迹象时，应及时给予正确、恰当的处理，并按照医院的要求将感染病例或疑似感染病例报给感染管理部门。

（6）感染管理部门应及时协助调查与处理，并对报告病例进行统计分析，将分析结果及时汇报医院领导，以便医院能迅速做出应急反应。

3. 召回书面报告

（1）召回物品后即以书面报告的形式向消毒供应中心的上级主管部门和领导报告。

（2）报告的内容可包括召回灭菌物品的时间段、数量、灭菌器的名称及编号、灭菌批次号、上次生物监测合格日期、召回的原因，可能使用不合格灭菌物品所涉及的部门或科室等。报告说明召回的原因和措施建议。

（3）应汇报排查的问题和改进措施及建议，从事件中总结经验，完善相关制度与措施，达到质量持续改进。

（二）召回事件调查步骤

检查灭菌过程的各个环节，查找灭菌失败的可能原因。

1. 自查

（1）检查灭菌运行中的物理参数。

（2）生物监测操作流程，灭菌过程验证装置（生物 PCD）制作和放置是否符合标准。

（3）物品包装及装载量规范性，装载是否过满。

（4）化学检测等是否正常。

（5）灭菌耗材和生物监测耗材质量，包括失效期、批号等。

2. 设备保障科室协助调查

（1）影响灭菌质量因素，包括灭菌器及部件。

（2）水电气供给、蒸汽质量排水管道等。

（3）灭菌产品厂商协助分析原因。

3. 重新监测

（1）排除以上问题，预真空压力蒸汽灭菌器，再次进行生物监测，直到连续 3 次生物监测和 3 次 B-D 测试合格后该灭菌器方可正常使用。

（2）同时进行常规物理监测和化学监测。

（三）灭菌标识要求及内容

（1）规范灭菌物品包外标识。标识内容包括物品名称、检查打包者姓名或编号、灭菌器编号、批次、灭菌日期和失效期，利于物品的追溯。

（2）手术中使用灭菌包：使用者除查看包外信息标识外，应检查并确认包内化学指示卡是否合格、器械干燥和洁净度，合格后方可使用；同时将包外标识留存或记录于手术护理记录单上。

（3）包外标识可自行设计，也可使用生产厂商提供的专用灭菌包外指示标识。由于带有染料的化学灭菌标识（含6项信息项目）可因保存环境或留存时间发生颜色的变化，易对该无菌包灭菌质量产生怀疑，故不建议粘贴在手术记录单上，如需粘贴时，应注明此标识不作为最后灭菌合格记录依据，并签字。

（4）信息管理系统：使用无线射频识别（RFID）或条码技术，对消毒供应中心的无菌物品实施质量追溯管理。

（四）无菌质量放行及要求

（1）清洗质量不合格的器械、器具、物品不得进入包装程序，退回去污区重新处理。

（2）待灭菌物品的包装质量不合格，包括包装材料、闭合性和密封性，不得进入灭菌程序。

（3）灭菌过程中物理参数不合格的灭菌物品视为灭菌失败，不得发放。

（4）包外化学指示物不合格的灭菌物品不得发放，包内化学指示卡不合格的灭菌物品不得使用。

（5）灭菌植入型医疗器械时，应每批次进行生物监测，生物监测合格后方可发放，紧急放行标准符合WS 310.2的要求。

（6）生物监测不合格，应根据灭菌设备的灭菌使用情况启动召回制度。

三、应急预案

应急预案又称应急计划，是针对可能发生的重大事故（件）或灾害，为保证迅速、有序、有效地开展应急与救援行动，降低事故损失而预先制订的有关计划或方案。它是在辨识和评估潜在的重大危险、事故类型、发生的可能性及发生过程、事故后果及影响严重程度的基础上，对应急机构职责、人员、技术、装备、设施（备）、物资、救援行动及其指挥与协调等方面预先做出的具体安排。应急预案明确了在突发事故发生之前、发生过程中及结束之后，具体负责人及应急措施，以及相应的策略和资源准备等。

（一）应急预案的含义

应急预案实际上是标准化的反应程序，使应急救援活动能迅速、有序、高效地按照计划进行，它主要有六个方面的含义。

1. 事故预防

通过危险辨识、事故后果分析，采用技术和管理手段控制危险源、降低事故发生的可能性。

2. 应急响应

发生事故后，明确分级响应的原则、主体和程序，重点要明确政府、有关部门指挥协调、紧急处置的程序和内容；明确应急指挥机构的响应程序和内容，以及有关组织应急救援的责任；明确协调指挥和紧急处置的原则和信息发布的责任部门。

3. 应急保障

应急保障是指为保障应急处置顺利进行而采取的各种保证措施。一般按功能分为人力、财力、物资、交通运输、医疗卫生、治安维护、人员防护、通讯与信息、公共设施、社会沟通、技术支撑及其他保障。

4. 应急处置

一旦发生事故，应用应急处理程序和方法，能快速反应处理故障或将事故消除在萌芽状态的初期阶段，使可能发生的事故控制在局部，防止事故的扩大和蔓延。

5. 抢险救援

采用预定的现场抢险和抢救方式，在突发事件中实施迅速、有效的救援，指导群众防护，组织群众撤离，减少人员伤亡，拯救人员的生命和财产。

6. 后期处置

后期处置是指突发公共事件的危害和影响得到基本控制后，为使生产、工作、生活、社会秩序和生态环境恢复正常状态所采取的一系列行动。

（二）应急预案的实施

1. 健全管理组织

根据《国家突发公共卫生事件应急预案》《国家突发公共事件总体应急预案》精神，按照医院相关规定，建立医院、护理部、科室三级应急组织，并成立以科室护士长为组长，全体工作人员为成员的应急小组，成员分工明确，各司其职。

2. 制定应急预案

根据消毒供应中心特点、危险程度和流程应用，制定严谨有效的应急预案。制定时，要让工作人员充分发表意见，集思广益，以增强应急预案的现场操作性和适用性。预案应列出在消毒供应室整个工作流程中可能会遇到的问题，如锐器刺伤、突然停水、突然停电、灭菌器故障，并针对这些问题，提出排除故障的方案，以避免风险，使消毒供应中心工作得以正常进行。通过这个过程，既丰富了应急预案的内容，也提高了工作人员的重视和认知程度。

3. 加强应急意识

提高对应急工作的重要地位和作用的认识，同时要认识到应急工作不只是发生事故后的处置，也是进行科学预防的有效途径，更是落实制度，保障医疗安全的重要内容。

4. 组织全员培训

进行应急预案培训，有目的地对每一个具体预案逐个进行学习、解析，使岗位员工对预案的每一个流程都熟练掌握，当风险发生时，能够用最好、最快捷的方法应对风险，从而降低风险所带来的损失。

5. 了解应急预案的掌握程度

针对性演练是落实应急预案的关键，经过理论和演练考核，加强对应急预案的掌握情况，体现应急预案的科学性和实用性。

消毒供应中心是医院的一个重要组成部分，它既是向全院提供可重复使用诊疗器械的清洗、消毒、灭菌和一次性物品发放的保障科室，又是预防和减少医院重危感染发生的科室。为保证工作质量和安全，保证临床供应，保证能快速、高效应对突发事件，将损失减少到最低限度，应制订相关应急预案。以下为某三甲综合医院消毒供应中心部分应急预案，仅供参考。

停水和突然停水应急预案

1. 计划停水

接到停水通知，立即告知科内相关人员，做好停水的准备工作。

（1）将灭菌物品及一次性物品提前准备充足。

（2）优先处理急件、要件，保证急诊、重要器械的清洗。

（3）必要时通知相关科室，汇报相关部门。

2. 突然停水

（1）与相关部门联系，了解停水原因和持续时间。

（2）立即通知水管维修部门，关闭水龙头，以防突然来水，造成泛水和浪费。

（3）必要时通知相关科室，汇报相关部门。

停电和突然停电应急预案

1. 计划停电

接到停电通知后，立即告知科内相关人员，做好停电的准备工作。

（1）将灭菌物品及一次性物品提前准备充足。

（2）优先处理急件、要件，保证急诊、重要器械的清洗、包装、灭菌。

（3）必要时通知相关科室，汇报相关部门。

2. 突然停电

（1）立即查看各区域内的配电箱，如跳闸应重新打开开关。

（2）与相关部门联系，了解停电原因和持续时间。

（3）关闭相关仪器，以防突然来电，损坏仪器。

（4）使用应急照明设备，启用常规储存，保证正常供应。

（5）必要时通知相关科室，汇报相关部门。

停气和突然停气应急预案

1. 计划停气

接到停气通知后，立即告知科内相关人员，做好停气的准备工作。

（1）将灭菌物品及一次性物品提前准备充足。

（2）优先处理急件、要件，保证急诊、重要器械的清洗、包装、灭菌。

（3）必要时通知相关科室，汇报相关部门。

2. 突然停气

（1）与相关部门联系，了解停气原因和持续时间。

（2）调整灭菌方式，优先处理急件、要件。

（3）必要时通知相关科室，汇报相关部门。

火灾应急预案

（1）根据火势情况酌情拨打院内消防科电话或院外119，准确报告着火地点、起火部位、火势大小、燃烧物质。

（2）火势较小，确保安全的情况下组织本中心工作人员使用灭火器及其他方式灭火；电起火应关闭总电源；尽快组织疏散人员，转移贵重物资。

（3）协助维护秩序，为救援人员、救援设备进入现场创造条件。

（4）易燃易爆物品有醒目警示标识，保持安全通道畅通。

（5）设立兼职消防安全员，每日对重点设备、重点部位巡检记录。

泛水应急预案

（1）发现泛水时马上关闭总水阀门，通知医院相关部门。

（2）及时寻找原因，尽快找到并疏通下水管道的出口，如需要维修应立即进行。

（3）组织人员在最短的时间内转移物资，使损失降低到最小限度。

（4）泛水停止后，应对环境进行清洁和相应消毒处理。

（5）发现设备、供水系统出现问题应及时维修，定期检修。

锐器刺伤应急预案

（1）如皮肤不慎被污染的尖锐物体划伤刺破时，应立即由近心端向远心端挤出伤口血液，然后用肥皂和清水冲洗，再用碘酒、酒精消毒。

（2）根据受伤程度进行缝合、包扎处理。

（3）发生职业暴露后应立即汇报组长及院感护士，报告医院感染管理科，填写职业暴露表格上报护理部备案。

（4）根据暴露情况采取相应预防措施。

全自动清洗机故障处理预案

（1）立即查找清洗失败的原因，必要时逐级汇报。

（2）短时间内无法正常清洗时，立即改用其他清洗方式，并作出物资、人员调整。

（3）必要时通知相关科室，汇报相关部门。

（4）由于机器故障，立即通知专业维修人员。

（5）维修后做好相应监测工作，并做好相关事件记录。

灭菌器故障处理预案

（1）立即查找灭菌失败的原因，必要时逐级汇报。

（2）如机器故障无法灭菌时，立即通知专业维修人员。改用其他灭菌方法替代，并作出物资、人员调整。

（3）必要时通知相关科室、汇报相关部门。

（4）维修后做好相应监测工作，并做好相关事件记录。

环氧乙烷气体泄漏预案

（1）发现环氧乙烷气体泄漏后，迅速离开现场，立即呼吸新鲜空气。

（2）如皮肤接触后，用水冲洗接触处至少 15 分钟，同时脱去被污染的衣服。

（3）如眼接触液态环氧乙烷或高浓度环氧乙烷，至少冲洗眼睛 10 分钟，同时尽快就诊。

（4）专业防护后立即查找原因，阻止气体进一步泄漏。

（5）如是机器故障，立即停止灭菌，通知专业维修人员尽快维修。

（6）做好相关事件记录。

灭菌物品质量缺陷应急预案

（1）一旦发生灭菌物品质量问题，立即通知科室领导、灭菌监测人员、其他相关人员。

（2）立即停用现场灭菌物品、并妥善封存、登记。

（3）立即查找缺陷原因。如是批量灭菌、包装或清洗问题，应立即停发已灭菌物品并全部召回已发放物品。

（4）及时配送相应替代物资到涉及的使用部门。

（5）及时进行灭菌设备的检修、监测；强化各级人员的岗位职责和操作流程。

（6）完善事件记录。

地震灾害应急预案

（1）科室成立地震灾害应急小组，组长由科室负责人担任，组员为各区组长及骨干。

（2）发生地震灾害后立即启动灾害应急小组，由组长统一指挥、安排、分工。

（3）若通讯中断，无法联络，各区组长及骨干应自行第一时间到达科室集合，服从医院统一调配。

（4）组织人员检查科室所在区域房屋有无破损及安全隐患，及时排除险情。

（5）增强各区域人力，必要时安排值班人员24小时值守，实施重点保障，优先保证突发事件所需人力。

（6）根据需要增设或配备急救物资，如清创包、清创盘、缝合包等；一次性无菌物品库管人员应立即与供应方联系调配一次性物品，保障救灾物资充分及时供给。

洪灾应急预案

（1）成立洪灾应急救灾小组，组长由护士长担任，组员为质控员、三区组长及骨干。

（2）发生洪水灾害后立即启动洪灾预警，由组长统一指挥，安排分工。

（3）若通讯中断无法联络，各区组长及骨干应自行第一时间到达科室集合，服从医院统一调配。

（4）立即组织疏散在班员工，检查科室有无漏雨、泛水，无菌物品和一次性物品有无受灾。

（5）增强各区域人力，必要时安排值班人员24小时值守，实施重点保障，优先保证突发事件所需人力。

（6）检查科室库存，根据需要增设或配备急救物资，如湿化瓶、湿化器、清创包、清创盘、缝合包等；一次性无菌物品库管人员应立即与供应方联系调配一次性物品，保障救灾物资充分及时供给。

信息系统故障应急预案

（1）立即通知各片区启用原清单人工回收填写。

（2）立即汇报并通知信息中心及时查找原因，尽快恢复系统使用。

（3）若信息系统不能及时维修好，回收处打印近两小时器械回收记录清单送至包装区。

（4）妥善保存回收清单，便于发放和账目录入。

（5）做好相关事宜记录。

参考文献

黄浩，张青，李卡．医院消毒供应中心操作常规［M］．北京：科学出版社，2014.

第七章 记录追溯及文档管理

曾爱英　曾庆　阮红梅　郑淑文

根据质量管理体系的要求，消毒供应中心所有操作过程均应以书面形式记录下来。对一个合格的器械进行再处理，包括物品的接收、分类、清洗、消毒、检查、包装、灭菌、储存和发放等过程，工作人员应严格按照标准的操作规程进行分工协作；同时对操作过程中的每个环节应有质量控制的工作记录，以减少工作失误，便于经验总结；当发生问题时，能通过各个环节的记录，快速、准确地查找原因，及时追回尚未使用的灭菌物品，以提高工作质量，保障患者的安全，实现可追溯。

第一节　记录目的与追溯要求

一、记录目的

消毒供应中心共有十大操作流程，即回收、分类、清洗、消毒、干燥、检查与保养、包装、灭菌、储存、发放，工作人员应严格按照各操作过程的标准化作业程序进行工作，并对各操作过程有质量控制的工作记录，可有效控制消毒供应过程质量，当发生质量缺陷时，通过各环节的记录可快速、准确地查找到原因，从而提高工作质量，确保患者安全。消毒供应中心“两规一标”中对“可追溯”给出了明确的定义：应对影响灭菌过程和结果的关键要素进行记录、保存备查，实现可追踪。

通过采用手工记录或信息追溯系统，实现对复用医疗器械、器具和物品从回收、清洗、包装、灭菌、储存、发放、使用等关键环节进行全流程质量信息记录，建立质量监测制度、质量追溯制度、质量缺陷召回制度、质量持续改进与管理制度、信息化追溯系统故障应急预案，可有效加强医院消毒供应中心对复用医疗器械、器具和物品的各处理流程质量管理，为无菌物品的安全使用提供保障，避免复用医疗器械、器具和物品再处理质量问题引发的医院内感染。

二、追溯要求

在《消毒供应中心 第3部分：清洗消毒及灭菌效果监测标准》中，对质量控制过程的记录与可追溯提出了明确要求。

（一）应建立清洗、消毒、灭菌操作过程记录

（1）应留存清洗消毒器和灭菌器运行参数打印资料或记录。

（2）应记录灭菌器每次运行情况，包括灭菌日期、灭菌器编号、批次号、装载的主要物品、灭菌程序号、主要运行参数、操作员签名或代号及灭菌质量的监测结果等，并存档。

（3）应对清洗、消毒、灭菌质量的日常监测和定期监测进行记录。

（4）记录应具有可追溯性，清洗、消毒监测资料和记录的保存期应≥ 6 个月，灭菌质量监测资料和记录的保留期应≥ 3 年。

（二）应有灭菌标识

（1）灭菌包外应有标识或信息标识，内容包括物品名称、检查打包者姓名或代号、灭菌器编号、批次号、灭菌日期和失效日期。

（2）使用者应检查并确认包内化学指示物是否合格、器械是否干燥、洁净等，合格方可使用。同时将手术器械包的包外标识留存或记录于手术护理记录单上。

（3）如采用信息系统，手术器械包的标识使用后应随器械回到消毒供应中心进行追溯记录。

（三）应建立灭菌物品召回制度

（1）生物监测不合格时，应通知使用部门停止使用，并召回上次监测合格以后尚未使用的所有灭菌物品。同时应书面报告相关管理部门，说明召回的原因。

（2）相关管理部门应通知使用部门对已使用该期间无菌物品的患者进行密切观察。

（3）应检查灭菌过程的各个环节，查找灭菌失败的可能原因，并采取相应的改进措施后，重新进行生物监测 3 次，合格后该灭菌器方可正常使用。

（4）应对该事件的处理情况进行总结，并向相关管理部门汇报。

（5）应定期对监测资料进行总结分析，做到持续质量改进。

（四）应制定质量监测制度

制定质量监测制度，明确质量监测的目的、项目、方法以及质量监测资料的管理等。明确各区域、各人员在质量监测中的工作职责，对各项目的质量监测进行及时记录。

（1）科室设专人负责质量监测工作。

（2）定期对清洗剂、消毒剂、清洗用水、润滑油、包装材料等进行质量检查。定期抽查消毒剂和监测材料的有效期。

（3）对清洗消毒器、封口机、干燥柜、灭菌器进行日常清洁、检查及预防性维护与保养。

（4）对清洗消毒器的湿热消毒参数进行记录，留存时间应不少于6个月。定期对清洗质量进行监测，并记录。

（5）对软水、经纯化的水和使用中的消毒液进行监测并记录。

（6）对灭菌器及灭菌物品进行物理监测、化学监测和生物监测，各种监测结果应规范记录，留存时间应不少于3年。

（7）定期抽查待灭菌包内物品的清洗质量，并记录。发现不良事件及时改进和汇报，持续提升质量。

（8）执行医院相关监测制度。

（五）应制定质量追溯制度

制定质量追溯制度，对复用医疗器械、器具和物品再处理过程中影响灭菌过程和结果的关键要素进行记录，实现复用医疗器械、器具和物品从回收、清洗、包装、灭菌、储存、发放至患者使用的全流程可追溯，形成质量管理闭合环，从而控制感控风险，保障患者安全。

（1）应建立质量控制过程记录与追踪制度，专人负责质量控制。

（2）应建立清洗、消毒、灭菌等关键环节的过程记录并按要求规范存档。保存时间应不少于6个月，灭菌质量监测资料和记录保存时间应不少于3年。

（3）院内、院外质量反馈有记录及改进措施，妥善留存。

（4）发现化学监测、生物监测不合格，应严格按照质量缺陷召回制度进行处理，必须立即全部召回同一时间处理的灭菌物品。查找原因，重新处理，并寻找替代解决方案。

必要时汇报相关部门。

（5）采用信息化系统，手术器械包的标识使用后应随器械回到消毒供应中心进行追溯记录。信息追溯系统发生故障，应依据信息追溯系统故障应急预案进行处理。

（6）安排专人定期收集分析院内院外反馈意见、建议，及时改进，不断提高。

（六）应制定质量缺陷召回制度

制定无菌物品质量缺陷召回制度，制度应明确召回物品的程序、致使无菌物品质量缺陷的原因、改进措施、汇报内容、实施召回工作中各相关部门的工作流程与责任。

（1）将质量缺陷召回流程书面化。

（2）具体说明发出召回命令的原因。

（3）明确应参与无菌物品质量缺陷召回工作的各科室相关人员。

（4）明确对无菌物品质量缺陷召回工作进行总结报告的人员。

（5）发现灭菌监测不合格，立即停止该批次无菌物品的发放，通过灭菌批号信息确定应召回的物品。明确召回命令涉及的人员或部门，与受影响的部门进行沟通，通知相关部门停止使用无菌包，召回监测不合格的同批次已发放至临床科室的灭菌物品。

（6）对召回过程中的物品按照种类和数量进行记录，在汇报中提供召回过程中应召回物品的数目，实际召回物品的数目和比值。

（7）查阅消毒供应中心各处理流程质量检查记录，分析灭菌质量缺陷原因并实施改进措施后，再次进行灭菌试验，直至生物监测合格为止。

（8）完善记录，总结分析，书面报告相关管理部门。

（七）应制定质量持续改进与管理制度

制定质量持续改进与管理制度，明确质量控制工作中各人员的职责，强化消毒供应中心工作人员质量控制意识，人人参与消毒供应质量控制。

（1）科室设立质量控制小组。定期召开质量管理会并有记录。

（2）定期对各区质量自查结果以及护理部的质量检查结果及时反馈，提出改进的措施，以持续改进工作质量。

（3）动态质控员应根据科护士长的月度质控重点进行质控检查考核。

（4）动态质控员及作业组长应定期开展院内院外自查并记录，及时反馈、改进。

（5）严格遵守及执行医院相关质量持续改进与管理制度。

（6）定期对监测资料进行总结分析，做到持续质量改进。

（7）各区域作业组长每日进行区域质量管理检查，并记录。

（八）应制定信息化追溯系统故障应急预案

中华人民共和国卫生行业标准《医院消毒供应中心 第1部分：管理规范》4.1.5规定：宜将消毒供应中心纳入本机构信息化建设规划，采用数字化信息系统对消毒供应中心进行管理。

1. 系统功能

（1）管理功能。

① 消毒供应中心人员管理功能，至少包括人员权限设置、人员培训等。

② 消毒供应中心物资管理功能，至少包括无菌物品预订、储存、发放管理、设备管理、手术器械管理、外来医疗器械与植入物管理等。

③ 消毒供应中心分析统计功能，至少包括成本核算、人员绩效统计等。

④ 消毒供应中心质量控制功能，至少包括预警功能等。

（2）消毒供应中心质量追溯功能。

① 记录复用无菌物品处理各环节的关键参数，包括回收、清洗、消毒、检查包装、灭菌、储存发放、使用等信息，实现可追溯。

② 追溯功能通过记录监测过程和结果（监测内容参照WS 310.3），对结果进行判断，提示预警或干预后续相关处理流程。

2. 系统技术要求

（1）对追溯的复用无菌用品设置唯一性编码。

（2）在各追溯流程点（工作操作岗位）设置数据采集终端，进行数据采集形成闭环记录。

（3）追溯记录应客观、真实、及时，错误录入更正需有权限并留有痕迹。

（4）记录关键信息内容包括：操作人、操作流程、操作时间、操作内容等。

（5）手术器械包的标识随可追溯物品回到消毒供应中心。

（6）追溯信息至少能保留 3 年。

（7）系统具有和医院相关信息系统对接的功能。

（8）系统记录清洗、消毒、灭菌关键设备运行参数。

（9）系统具有备份防灾机制。

3. 系统故障应急预案

（1）立即通知各区启用纸质清单回收登记。

（2）立即汇报并通知信息中心及时查找原因，尽快恢复系统使用。

（3）若信息系统不能及时维修好，回收处需打印近 2 小时器械回收记录清单送至包装区。

（4）各区按照纸质回收清单处理手术器械并签字。

（5）妥善保存回收清单，便于发放和记账。

（6）做好相关事宜记录。

第二节　文档分类与保管

《消毒供应中心 第 3 部分：清洗消毒及灭菌效果监测标准》对消毒供应中心工作过程中影响灭菌过程和结果的关键要素监测提出明确要求。对各操作过程有质量控制的工作记录，文档的分类和科学管理，可以在发生质量缺陷时，快速、准确查找到原因，从而提高工作质量，确保患者安全。

一、监测通用要求

（1）专人专岗：应设专人负责质量监测工作。

（2）耗材要求：应定期对医用清洗剂、消毒剂、清洗用水、医用润滑剂、包装材料等进行质量检查，检查结果应符合 WS 310.1 的要求。

（3）检测材料符合标准：应进行监测材料卫生安全评价报告及有效期等的检查，检查结果应符合要求。自制测试标准包应符合 WS/T 367 的有关要求。

（4）日常维保：应遵循设备生产厂家的使用说明或指导手册对清洗消毒器、封口机、灭菌器定期进行预防性维护与保养、日常清洁和检查。

（5）定期检测。

①清洗消毒器应遵循生产厂家的使用说明或指导手册进行检测。

②压力蒸汽灭菌器应每年对灭菌程序的温度、压力和时间进行检测。

③压力蒸汽灭菌器应定期对压力表和安全阀进行检测。

④干热灭菌器应每年用多点温度检测仪对灭菌器各层内、中、外各点的温度进行检测。

⑤低温灭菌器应每年定期遵循生产厂家的使用说明或指导手册进行检测。

⑥封口机应每年定期遵循生产厂家的使用说明或指导手册进行检测。

二、清洗质量的监测

（一）器械、器具和物品清洗质量的监测

1. 日常监测

在检查包装时进行，应目测和（或）借助带光源放大镜检查。清洗后的器械表面及其关节、齿牙应光洁，无血渍、污渍、水垢等残留物质和锈斑。

2. 定期抽查

每月应至少随机抽查 3 ～ 5 个待灭菌包内全部物品的清洗质量，检查的内容同日常监测一致，并记录监测结果。

3. 清洗效果评价

可采用定期定量检测的方法，对诊疗器械、器具和物品的清洗效果进行评价。

（二）清洗消毒器及其质量的监测

1. 日常监测

应每批次监测清洗消毒器的物理参数及运转情况，并记录。

2. 定期监测

（1）对清洗消毒器的清洗效果可每年采用清洗效果测试物进行监测。当清洗物品或清洗程序发生改变时，也可采用清洗效果测试指示物进行清洗效果的监测。

（2）清洗效果测试物的监测方法应遵循生产厂家的使用说明或指导手册。

3. 注意事项

清洗消毒器新安装、更新、大修、更换清洗剂、改变消毒参数或装载方法等时，遵循生产厂家提供的使用说明或指导手册进行检测，清洗消毒质量检测合格后，方可使用。

三、消毒质量的监测

（一）湿热消毒

应监测、记录每次消毒的温度与时间或 A_0 值。监测结果应符合 WS 310.2 的要求。应每年检测清洗消毒器的温度、时间等主要性能参数。结果应符合生产厂家的使用说明或指导手册的要求。

（二）化学消毒

应根据不同种类消毒剂的特点，定期监测消毒剂的浓度、消毒时间和消毒时的温度，并记录，结果应符合该消毒剂的规定。

（三）消毒效果监测

消毒后直接使用物品应每季度进行监测，监测方法及监查结果应符合 GB 15982《医院消毒标准》的要求。每次检测 3 ~ 5 件有代表性的物品。

四、灭菌质量的监测

（一）灭菌质量监测原则

（1）对灭菌质量采用物理监测法、化学监测法和生物监测法进行。

（2）物理监测不合格的灭菌物品不得发放，并应分析原因进行改进，直至监测结果符合要求。

（3）包外化学监测不合格的灭菌物品不得发放，包内化学监测不合格的灭菌物品和湿包不得使用。应分析原因进行改进，直至监测结果符合要求。

（4）生物监测不合格时，应尽快召回上次生物监测合格以来所有尚未使用的灭菌物品，重新处理并分析不合格的原因，改进后，生物监测连续三次合格后方可使用。

（5）植入物的灭菌应每批次进行生物监测。生物监测合格后，方可发放。

（6）使用特定的灭菌程序灭菌时，应使用相应的指示物进行监测。

（7）按照灭菌装载物品的种类，可选择具有代表性的 PCD 进行灭菌效果的监测。

（8）灭菌外来医疗器械、植入物、硬质容器、超大超重包，应遵循厂家提供的灭菌参数，首次灭菌时对灭菌参数和有效性进行测试，并进行湿包检查。

（二）压力蒸汽灭菌的监测

1. 物理监测法

（1）日常监测。每次灭菌应连续监测并记录灭菌时的温度、压力和时间等灭菌参数。灭菌温度波动范围在 ±3℃内，时间满足最低灭菌时间的要求，同时应记录所有临界点的时间、温度与压力值，结果应符合灭菌的要求。

（2）定期监测。应每年用温度压力检测仪监测温度、压力和时间等参数，检测仪探头放置于最难灭菌的部位。

2. 化学监测法

（1）进行包外、包内化学指示物监测。具体要求为灭菌包包外应有化学指示物，高度危险性物品包内应放置包内化学指示物，置于最难灭菌的部位。如果透过包装材料可直接观察包内化学指示物的颜色变化，则不必放置包外化学指示物。根据化学指示物颜色或形态等变化，判定是否达到灭菌合格要求。

（2）采用快速程序灭菌时，也应进行化学监测。直接将一片包内化学指示物置于待灭菌物品旁边进行化学监测。

3. 生物监测法

（1）每周应至少监测 1 次。

（2）紧急情况灭菌植入物时，使用含第 5 类化学指示物的生物 PCD 进行监测，化学指示物合格可提前放行，生物监测的结果应及时通报使用部门。

（3）采用新的包装材料和方法进行灭菌时应进行生物监测。

（4）小型压力蒸汽灭菌器因一般无标准生物监测包，应选择灭菌器常用的、有代表性的灭菌物品制作生物测试包或生物PCD，置于灭菌器最难灭菌的部位，且灭菌器应处于满载状态。生物测试包或生物PCD应侧放，体积大时可平放。

（5）采用快速程序灭菌时，应直接将一支生物指示物置入空载的灭菌器内，经一个灭菌周期后取出，于规定条件下培养，观察结果。

4. B–D试验

预真空（包括脉动真空）压力蒸汽灭菌器应在每日开始灭菌运行前空载进行B–D测试，B–D测试合格后，灭菌器方可使用。B–D测试失败，应及时查找原因进行改进，监测合格后，灭菌器方可使用。小型压力蒸汽灭菌器的B–D试验应参照GB/T 30690《小型压力蒸汽灭菌器灭菌效果监测方法和评价要求》。

5. 灭菌器新安装、移位和大修后的监测

应进行物理监测、化学监测和生物监测。物理监测、化学监测通过后，生物监测应空载连续监测3次，合格后灭菌器方可使用，监测方法应符合GB/T 20367《医疗保健产品灭菌 医疗保健机构湿热灭菌的确认和常规控制要求》的有关要求。对于小型压力蒸汽灭菌器，生物监测应满载连续监测3次，合格后灭菌器方可使用。预真空（包括脉动真空）压力蒸汽灭菌器应进行B–D测试并重复3次，连续监测合格后，灭菌器方可使用。

（三）干热灭菌的监测

1. 物理监测法

每灭菌批次应进行物理监测。监测方法包括记录温度与持续时间。温度在设定时间内均达到预置温度，则物理监测合格。

2. 化学监测法

每一个灭菌包外应使用包外化学指示物，每一个灭菌包内应使用包内化学指示物，

并置于最难灭菌的部位。对于未打包的物品，应使用一个或者多个包内化学指示物，放在待灭菌物品附近进行监测。经过一个灭菌周期后取出，据其颜色或形态的改变判断是否达到灭菌要求。

3. 生物监测法

每周应监测1次。

4. 新安装、移位和大修后的监测

应进行物理监测法、化学监测法和生物监测法监测（重复3次），监测合格后，灭菌器方可使用。

（四）低温灭菌的监测

1. 环氧乙烷灭菌的监测

（1）物理监测法。每次灭菌应监测并记录灭菌时的温度、压力、时间和相对湿度等灭菌参数。灭菌参数应符合灭菌器的使用说明或操作手册的要求。

（2）化学监测法。每个灭菌物品包外应使用包外化学指示物，作为灭菌过程的标志，每包内最难灭菌的位置放置包内化学指示物，通过观察其颜色变化，判定其是否达到灭菌合格要求。

（3）生物监测法。每灭菌批次应进行生物监测。

2. 过氧化氢低温等离子灭菌的监测

（1）物理监测法。每次灭菌应监测并记录每个灭菌周期的临界参数如舱内压、温度，等离子体电源输出功率和灭菌时间等灭菌参数。灭菌参数应符合灭菌器的使用说明或操作手册的要求。

（2）化学监测法。每个灭菌物品包外应使用包外化学指示物，作为灭菌过程的标志；每包内最难灭菌的位置应放置包内化学指示物，通过观察其颜色变化，判定其是否达到灭菌合格要求。

（3）生物监测法。每天使用时应至少进行 1 次灭菌循环的生物监测。

（4）可对过氧化氢浓度进行监测。

3. 低温蒸汽甲醛灭菌的监测

（1）物理监测法。每灭菌批次应进行物理监测。详细记录灭菌过程的参数，包括灭菌温度、相对湿度、压力与时间。灭菌参数应符合灭菌器的使用说明或操作手册的要求。

（2）化学监测法。每个灭菌物品包外应使用包外化学指示物，作为灭菌过程的标志；每包内最难灭菌的位置应放置包内化学指示物，通过观察其颜色变化，判定其是否达到灭菌合格要求。

（3）生物监测法。每周应监测 1 次。

五、建立清洗、消毒、灭菌操作的过程记录

消毒供应中心应建立清洗、消毒、包装、灭菌操作过程的详细记录。追溯使用的基本表格需包括以下内容。

（1）污染物品回收清点记录。

（2）每批次清洗器械、器具、物品目测检查记录。

（3）灭菌器运行操作记录：记录运行观测和监测结果等内容。

①文件存档，打印的物理监测数据、曲线图应粘在记录表上存档。

②化学监测结果，可填写和粘在灭菌器操作记录表上存档。

③生物监测结果，可填写和粘在灭菌器操作记录表上存档。

各项结果记录包含内容有：灭菌日期、灭菌器编号、批次号、装载的主要物品、灭菌程序号、主要运行参数、操作员签名或代号、灭菌质量的监测结果。

（4）湿包检查记录。

（5）灭菌物品发放记录（包括植入物）。

（6）一次性使用无菌物品、消毒产品、卫生材料、清洗剂入库质量检查记录。

六、清洗、消毒、灭菌质量监测记录、存档

（一）记录保存时间不少于 6 个月

（1）污染物品回收记录。

（2）无菌物品发放记录。

（3）灭菌后湿包检查记录。

（4）清洗、消毒器记录仪打印的资料。

（5）每天清洗质量检查记录。

（6）留存每月应至少随机抽查 3 ～ 5 个待灭菌包内全部物品的清洗质量，并记录监测结果。

（7）留存消毒后直接使用物品每季度消毒效果监测结果，由检验室出具细菌培养报告。

（8）化学消毒剂监测记录。

（9）清洗用水监测记录包括纯化水电导率监测记录、酸化水日常监测记录。

（10）一次性使用无菌物品、消毒产品、卫生材料、清洗剂入库质量检查记录。

（11）岗位人员工作记录（排班记录）。

（二）记录保存时间不少于 3 年

（1）留存各类灭菌器每次运行记录和监测结果（包括物理监测、生物监测、B-D 监测、植入物监测），记录内容和结果可与操作记录合并。

（2）留存移植物无菌物品发放记录。

（3）妥善保存操作程序发生改变（更换清洗剂、消毒方法、改变装载方法等）的效果监测结果。监测结果不符合要求，应有改进记录。

（4）妥善保存设备新安装、更新、大修、检测的记录。

（5）妥善保存召回记录与改进总结。

（6）留存清洗效果测试指示物清洗检查记录，至少每年监测 1 次。

第八章
消毒供应中心感染管理

叶庆临　张镤月　刘坤

医院感染管理的根本目的，也是首要目标，在于保障患者安全。对患者来说，医院感染的发生会给其带来多重伤害，有些伤害程度甚至超过原有疾病造成的伤害，并使诊疗服务大打折扣。医院感染管理已经成为医院管理工作中不可缺少的一部分，医院感染关系到医疗护理工作的质量，已越来越受到各级医院的重视。当下，应该通过有效的预防和控制来降低院内感染的发生率。

消毒供应中心（CSSD）集中了全院无菌物品的供应和医疗器具的回收、清洗、消毒灭菌工作，是控制医院感染的重要保证。感染管理控制措施的制定与实施直接关系着科室工作成效和医院感染发生率。

第一节　医院感染

一、医院感染定义

医院感染是指住院病人在医院内获得的感染，包括在住院期间发生的感染和在医院内获得，出院后再次发生的感染，但不包括入院前已开始或者入院时已处于潜伏期的感染。医院工作人员在医院内获得的感染也属于医院感染。

广义地讲，医院感染的对象包括住院病人、医院工作人员、门急诊就诊病人、探视者和病人家属等，这些人在医院的区域里获得感染性疾病均可以称为医院感染。但由于就诊病人、探视者和病人家属在医院的时间短暂，获得感染的因素多而复杂，常难以确定感染是否来自医院，故实际上医院感染的对象主要是住院病人和医院工作人员。

二、医院感染分类

一般将医院感染按照病原体的来源分为内源性感染和外源性感染两大类。

（一）内源性感染

内源性感染是指各种原因引起的患者在医院内遭受自身固有病原体侵袭而发生的医院感染。病原体通常为寄居在患者体内的正常菌群，通常是不致病的，但当个体的免疫功能受损、健康状况不佳或抵抗力下降时则会成为条件致病菌，发生感染。

（二）外源性感染

外源性感染指病原体来自患者身体以外的个体、环境等。包括交叉感染和环境感染，即从个体到个体的直接传播和通过物品、环境而引起的间接感染。

（1）交叉感染是指在医院内或他人处（患者、带菌者、工作人员、探视者、陪护者）获得而引起的直接感染。

（2）环境感染是指由污染的环境（空气、水、医疗用具及其他物品）造成的感染。

如由于手术室、空气污染造成患者术后切口感染，注射器灭菌不严格引起的乙型肝炎流行等。

三、发生医院感染的主要因素

（一）主观因素

主观因素主要有医院感染管理制度不健全，医务人员对医院感染的严重性认识不足，不能严格地执行无菌技术和消毒隔离技术，缺乏对消毒灭菌效果的监测，等等。

（二）客观因素

（1）有创诊疗技术增多，如脏器移植、各种穿刺、内镜、插管等，可直接破坏机体皮肤与黏膜的屏障作用，为病原微生物的入侵提供了有利条件。

（2）抗生素的广泛开发应用及滥用，导致患者体内正常菌群失调，耐药株增加，使医院感染的机会增多。

（3）患者防御机制被破坏。由于放射治疗、抗肿瘤化疗和免疫制剂等的应用，使正常的免疫防御功能遭受破坏，导致患者自身免疫功能下降而成为易感者。

（4）易感人群增多。随着医疗技术的进步，过去一些不治之症已可治愈或可延长生存时间，故医院患者中慢性疾病、恶性疾病和老年患者所占的比例增加，而这类患者对感染的抵抗力较低，易发生感染。

（5）医院内传染源多，环境污染严重，其中污染最严重的是病房及病区的公共场所和物品。

（6）院内布局及诊疗流程不合理，隔离措施和隔离设施不健全，也会导致医院感染增多。

四、医院感染病例监测

（1）各科室配合医院开展包括医院感染病例监测、医院感染的目标性监测、医院感染暴发监测、多重耐药菌感染监测等。

（2）报告医院感染病例，对监测发现的感染危险因素进行分析，并及时采取有效控制措施。

（3）应根据本病区医院感染防控主要特点开展针对性风险因素监测。

（4）怀疑医院感染暴发时，应及时报告医院感染管理部门，并配合调查，认真落实感染控制措施。

（5）如发现传染病疫情及暴发，按照国务院或者卫生行政部门规定的内容、程序、方式和时限报告。

五、消毒监测

（1）应根据病区采用的消毒方法开展相应监测。使用不稳定消毒剂如含氯消毒剂、过氧乙酸等时，应现配现用，并在每次配制后进行浓度监测，符合要求后方可使用。

（2）采用紫外线灯进行物体表面及空气消毒时，应监测紫外线灯辐照强度。

（3）怀疑医院感染暴发与空气、物体表面、医务人员手部、消毒剂等污染有关时，应对空气、物体表面、医务人员手部、消毒剂等进行监测，并针对目标微生物进行检测。

六、医院感染上报

医院感染暴发的管理宜实行医院感染三级管理，三级机构分别为医院感染管理委员会、医院感染管理科、临床科室医院感染管理小组。

（一）相关概念

（1）医院感染暴发：在医疗机构或其科室的患者中，短时间内发生3例以上同种同源感染病例的现象。

（2）疑似医院感染暴发：指在医疗机构或其科室的患者中，短时间内出现 3 例以上临床症候群相似、怀疑有共同感染源的感染病例；或者 3 例以上怀疑有共同感染源或感染途径的感染病例现象。

（二）医院感染暴发的报告

（1）医院发现以下情形时，应当 12 小时内向所在地县级卫生行政部门报告，并同时向所在地疾病预防控制机构报告：3 例以上医院感染暴发；5 例以上疑似医院感染暴发。

（2）医院发现以下情形时，应当 2 小时内向所在地县级卫生行政部门报告，并同时向所在地疾病预防控制机构报告：10 例以上的医院感染暴发，发生特殊病原体或者新发病原体的医院感染；可能造成重大公共影响或者严重后果的医院感染。科室发现上述情况应立即报告医院感染管理科。

（三）法定传染病种类

法定传染病分为甲、乙、丙三类，共 39 种。甲类 2 种，乙类 26 种，丙类 11 种。

（1）甲类（2 种）：鼠疫、霍乱。

（2）乙类（26 种）：重症急性呼吸综合征（传染性非典型肺炎）、人感染高致病性禽流感、炭疽（肺炭疽）、人感染 H7N9 禽流感、艾滋病、病毒性肝炎、脊髓灰质炎、麻疹、流行性出血热、狂犬病、流行性乙型脑炎、登革热、细菌性和阿米巴痢疾、肺结核、伤寒和副伤寒、流行性脑脊髓膜炎、百日咳、白喉、新生儿破伤风、猩红热、布鲁氏菌病、淋病、梅毒、钩端螺旋体病、血吸虫病、疟疾。

（3）丙类（11 种）：流行性感冒、流行性腮腺炎、风疹、急性出血性结膜炎、麻风病、流行性和地方性斑疹伤寒、黑热病、包虫病、丝虫病、手足口病以及除霍乱、细菌性和阿米巴痢疾、伤寒和副伤寒以外的感染性腹泻病。

（4）医疗机构发现甲类（鼠疫、霍乱）及按甲类管理的乙类传染病（传染性非典型肺炎、人感染高致病性禽流感、炭疽）于 2 小时之内报告卫生行政部门，其他乙类和丙类传染病于 24 小时内报告。

第二节　消毒供应中心感染管理

从 18 世纪欧洲的临床医师发现采取消毒措施对感染控制的作用，到认识细菌是引起医院感染的原因，再到抗菌药物的发现和使用，医院感染管理经历了细菌学时代前、细菌学时代、抗菌药物时代三个阶段，进入了现代医院感染管理时代。2000 年，美国疾病预防与控制中心在亚特兰大召开了第四届医院和卫生保健相关感染国际大会，提出建立医院感染监控机制的建议，表明了全球对医院感染管理的关注和高度重视。此后，国际上的医院感染相关组织相继成立，各国医疗机构开始成立医院感染管理委员会，对医院感染管理内容的关注度一直持续不减。

依据现行的医院感染管理制度要求，医院感染管理全链条包括预防、诊断、治疗、报告和控制五大环节。在这些环节中，没有一个环节能够离开临床及医务人员的参与，其中，诊断、治疗和报告环节更是需要依靠临床，尤其是在临床医师的工作中实现，而预防与控制这两个环节也需要医疗机构和医务人员提供临床支持和支撑。一起医院感染事件，特别是重大医院感染事件的发生与处理所带来的社会关注、所造成的社会影响，也经常是无法回避、难以预估的。在发生重大感染事件时，无论是医疗机构层面，还是社会层面的预防控制实践中，医院感染管理均发挥了至关重要、无可替代的作用。由此可见，在许多情况下，医院感染管理已成为“货真价实”的公共安全管理。

国家卫健委（原卫计委）2016 年 12 月 27 日发布，2017 年 6 月 1 日实施的 WST 510《病区感染管理规范》4.1.1 中规定：应建立职责明确的病区医院感染管理小组，负责病区医院感染管理工作，小组人员责任明确并落实。

一、医院感染管理小组基本要求

科室的每一项工作都与医院感染密切相关，应建立医院感染管理小组，设组长和组员，并负责科室的医院感染管理的各项工作。

（一）小组职责

（1）负责本病区医院感染管理的各项工作。

（2）制定相应的医院感染管理制度，并组织实施。

（3）制定医院感染预防与控制措施及流程，并组织落实。

（4）及时报告医院感染病例并应定期对医院感染监测、防控工作的落实情况进行自查、分析，发现问题及时改进，并做好相应记录。

（5）落实医院抗菌药物管理的相关规定。

（6）负责对本病区工作人员医院感染管理知识和技能的培训。

（7）接受医院对本病区的监督、检查与指导，落实医院感染管理相关改进措施，评价改进效果，做好相应记录。

（二）工作人员要求

（1）参加医院感染管理相关知识和技能的培训。

（2）应遵守标准预防的原则，落实标准预防的具体措施，落实手卫生、隔离工作、灭菌工作等具体措施。

（3）应遵循医院及本病区医院感染相关制度。

（4）应开展医院感染的监测及相关工作，包括医院感染监测、报告、预防和控制（抗菌药物的合理使用及无菌操作）等。

（5）保洁员、配膳员等应掌握与本职工作相关的清洁、消毒等知识和技能。

（三）教育与培训

（1）定期组织本病区医务人员学习医院感染管理相关知识，并做好考核。

（2）定期考核保洁员的医院感染管理相关知识，如清洁与消毒、手卫生、个人防护等，并根据其知识掌握情况开展相应的培训与指导。

（3）病区医院感染管理小组应对患者、陪护及其他相关人员进行医院感染管理相关知识如手卫生、隔离等的宣传及教育。

二、医院感染对消毒供应中心的感染控制要求

（一）管理要求

（1）消毒供应中心应在分管院领导或相关职能部门的直接领导下开展工作。将消毒供应中心管理工作纳入医院医疗质量管理体系，保障医疗安全，防止发生院内感染。

（2）消毒供应中心采用集中管理的方式对医院内所有重复使用诊疗器械、器具和物品进行集中清洗、消毒、灭菌和无菌物品供应。

（3）内镜、口腔诊疗器械的清洗消毒，可以依据相关规定进行处理，也可以集中由消毒供应中心统一清洗、消毒和（或）灭菌。

（4）外来医疗器械应按照 WS 310 的相关规定，由消毒供应中心统一进行清洗、消毒、灭菌。

（5）清洗间应建立健全消毒隔离、质量管理、监测、职业安全防护等管理制度和突发医院感染事件的应急预案。建立质量管理追溯制度，保存质量控制过程的相关记录。追溯记录至少保存 3 年，可及时追溯各个医疗器械的处理过程。

（6）定期进行医院感染相关知识的培训，了解常见的医院感染及原因，掌握使用后器械处理要点，如遇特殊感染器械应按照各操作流程进行处置，防止发生院内感染暴发。

（二）人员要求

（1）应根据消毒供应中心的工作量合理调配工作人员。

（2）消毒供应中心应落实对科室各层级人员的岗位培训。将消毒供应的专业知识、医院感染相关预防与控制知识及相关法律法规纳入消毒供应中心人员的继续教育计划。

（3）工作人员应掌握的知识与技能包括：各类诊疗器械、器具和物品的清洗、消毒和知识与技能；职业安全防护原则和方法；医院感染预防与控制的相关知识。

（三）工作区域要求

（1）空气流由洁到污。采用机械通风的工作区域，去污区保持相对负压。

（2）环境保持干燥、通风，工作环境每日进行清洁、消毒。

（3）工作区域中化学物质浓度应符合 GBZ 2.1《工作场所有害因素职业接触限制 第 1 部分：化学有害因素》的要求，工作中使用的消毒剂应符合国家相关标准和规定并对器械腐蚀性较低，使用由卫生部门颁发卫生许可批件的或有卫生安全评估报告的安全、低毒、高效的消毒剂。

三、消毒供应中心院感管理小组职责

（1）负责本科室感染管理的各项工作，根据本科室医院感染的特点，制定管理制度，并组织实施。

（2）对医院感染病例及感染环节进行检测，采取有效措施，降低本科室医院感染发病率，发现有医院感染流行趋势时，及时报告医院感染管理科并积极协助调查。

（3）监督本科室医院感染发生情况。

（4）监督本科室医疗废物处置情况。

（5）做好本科室保洁的管理。

（6）督促本科室人员执行各项操作技术、消毒隔离制度。

（7）负责本科室工作人员医院感染管理知识和技能的培训。

（8）监督本科室工作人员手卫生规范执行情况。

第三节　医疗废物管理

医院在救治患者的同时会产生大量的医疗废弃物，如果处理不当，将造成环境污染和疾病的传播。随着人民群众健康意识的不断加强，国家对环境保护的管理力度日益加大，良好的医疗环境已经成为人们判断医院等级的重要标准之一。因此，医疗废物的安全、规范管理已经成为提高医疗护理质量的主要内容。

医疗废物管理的总体原则是从医疗废物的产生、分类收集、警示标识、密闭包装与运输、储存、无害化处置的整个流程实行全过程严格控制。医院废物实行分类收集管理，设置三种颜色的污物袋：黑色袋盛装生活垃圾，黄色袋盛装医疗垃圾，红色袋盛装放射性垃圾。感染性废物、病理性废物、损伤性废物等交由有害废物焚烧处置中心做集中焚烧处理，废弃的麻醉、精神、放射性、毒性等药品及其相关的废物管理，依照有关法律、行政法规和国家有关规定的标准执行。未被患者血液、体液、排泄物污染的，使用后的各种玻璃（一次性塑料）输液瓶（袋），不属于医疗废物，这类废物回收利用时不能用于原用途，用于其他用途时应符合不危害人体健康的原则。

一、医疗废物分类

（一）相关术语

医疗废物是指医疗卫生机构在医疗、预防、保健及其他相关活动中产生的具有直接或者间接感染性、毒性及其他危害性的废物。医疗卫生机构收治的传染病患者或者疑似传染病患者产生的生活垃圾，按照医疗废物进行管理和处置。

生活垃圾是指在日常生活中或者为日常生活提供服务的活动中产生的固体废物及法律、行政法规规定视为生活垃圾的固体废物。

暂时储存是指医疗废物产生单位和处置单位将运达的医疗废物，存放于本单位内符合特定要求的专门场所或设施内的过程。

交接是指医疗废物产生单位将暂时储存的医疗废物移交给废物运送者。

（二）医疗废物分类

对不同危险性的医院废物进行分类处理，重点保证感染性医疗废物能得到及时有效的处理、分类，能减少需重点处理的医院废物的量，最终达到“防止医疗废物流失、泄漏、扩散，保护环境、防止疾病传播”的目的。

1. 感染性废物

（1）分类：

① 携带病原微生物：具有引发感染性疾病传播危险的医疗废物；

② 被患者血液、体液、排泄物污染的物品，包括棉球、棉签、引流棉条、纱布及其他各种敷料；

③ 使用后的一次性医疗用品及一次性医疗器械。

（2）感染性废物的处置方法：用医疗废物专用的黄色包装袋盛装。

2. 损伤性废物

（1）分类：

① 能够刺伤或者割伤人体的废弃医用锐器；

② 医用针头、缝合针；

③ 各类医用锐器，包括解剖刀、手术刀、备皮刀、手术锯等；

④ 载玻片、玻璃试管、玻璃安瓿等。

（2）损伤性废物的处置方法：放入医疗废物专用利器盒中。

3. 病理性废物

（1）分类：

① 诊疗过程中产生的人体废弃物；

② 手术及其他诊疗过程中产生的废弃的人体组织、器官等（包括胎盘）；

③ 医学实验动物的组织、尸体；

④ 病理切片后废弃的人体组织、病理蜡块等。

（2）病理性废物的处置方法：用医疗废物专用的黄色包装袋盛装，暂时储存病理性废物，应当具备低温储存或者防腐条件。

4. 药物性废物

（1）分类：

① 过期、淘汰、变质或被污染的废弃药品；

② 废弃的一般性药品，如抗生素、非处方类药品等；

③ 废弃的细胞毒性药物和遗传毒性药物，包括致癌药物、可疑致癌性药物、免疫抑制剂；

④ 废弃的疫苗、血液制品等。

（2）药物性废物的处置方法：少量的药物性废物可以混入感染性废物，但应当在标签上注明。

5. 化学性废物

（1）分类：

① 具有毒性、腐蚀性、易燃易爆性的废弃 化学物品；

② 医学影像室、实验室废弃的化学试剂；

③ 废弃的过氧乙酸、戊二醛等化学消毒剂；

④ 废弃的汞血压计、汞温度计。

（2）化学性废物的处置方法：化学性废物中批量的废化学试剂、废消毒剂应当交由专门机构处置；批量的含有汞的体温计、血压计等医疗器具报废时，应当交由专门机构处置。

二、医疗废物管理基本要求及措施

（一）医疗废物管理要求

（1）医疗废物不得与生活垃圾混放、混装。

（2）医疗废物中病原体的培养基、标本和菌种、毒种保存液等高危废物，应当首先在产生地点进行压力蒸汽灭菌或化学消毒处理，然后按感染性废物收集处理。

（3）禁止各科室工作人员及转运人员转让、买卖医疗废物，禁止在非收集、非储存地点倾倒、堆放医疗废物，禁止将医疗废物混入其他废物和生活垃圾中。

（4）医疗废物达到包装物或者容器的3/4时，应当使用有效的封口方式，使包装物或者容器的封口紧实、严密。

（5）每个包装袋外均应有中文标签，标注医疗废物产生的科室、日期、类别及需要的特别说明。

（6）由专职人员负责，每天按规定的时间、路线，用密闭的容器和车辆收取并转运至医疗废物暂存点，并填写内部交接转运单，内容包括日期、科室、种类、数量、质量等，双方签字交接。

（二）应急管理和防护措施

（1）为医疗废物收集人员配备必要的防护用品和合格的转运工具。每年进行体检，必要时进行预防接种。

（2）防护用品为帽子、口罩、橡胶手套、胶鞋、工作服，必要时配备护目镜，此外还应配备消毒药品及快速手消毒液等。

（3）如发生医疗废物倾倒、遗撒、泄漏时，应在穿着防护用品的情况下，对污染物品进行消毒，并立即报告所在科室、后勤管理处及医院感染管理科备案。

（4）如发生生活垃圾中误混入医疗废物时，应立即将整袋垃圾置于黄色医疗废物袋内，按医疗废物处理。

三、医疗废物规范管理与监督

（一）组织架构

为使医疗废物处置工作规范化、制度化，严格执行国务院第380号令《医疗废物管理条例》、卫生部第36号令《医疗机构医疗废物管理办法》、卫生部和国家环保总局联合下发的《医疗废物分类目录》，以及所在地关于医疗废物的法律、法规和有关规定，结合医院的实际情况，成立医疗废物管理监控委员会，院长为第一责任人，由医务部、护理部、医院感染管理科、总务部、保卫部及主要临床、医技科室主任组成委员会成员。制定各项管理制度、工作流程、职责和质量考核标准，即《医疗废物管理制度》《医疗废物意外事故应急处理预案》《医疗废物管理工作流程》《医疗废物管理处罚规定》《医疗废物管理职业安全防护》《医疗废物管理质量考核标准》等，并下发各科室，指导各科室医疗废物的处置工作。

（二）专人监督

（1）实行医疗废物管理总务部主管、医院感染管理科监督管理的模式。

（2）固定医疗废物专职人员，设立医疗废物管理办公室，全面负责医疗废物收集、转运、暂时储存的日常工作。

（3）为专职人员提供合格的防护用品，建立专职人员的健康档案。

（三）严格管理

1. 分类收集

（1）严格按照《医疗废物分类目录》和指定的《医疗废物管理工作流程》，将各自产生的医疗废物分类收集，分别置于感染性、损伤性、化学性、病理性、药物性废物的专用容器内，盛装医疗废物的容器和包装袋上必须有警示标识，包装袋为具有防渗透性能的黄色塑料袋，当医疗废物收集达到包装袋的 3/4 时，将袋口进行有效封扎，防止泄露和遗撒。

（2）每个包装袋外均应有中文标签，标注医疗废物产生的科室、日期、类别及需要的特别说明。由专职人员负责，每天按规定的时间、路线，用密闭的容器和车辆到科室收取并转运至医疗废物暂存点。

（3）同时填写内部交接转移联单，内容包括送交日期、科室、种类数量、包装情况等，交接双方签字，一式两份。运送人员在运送医疗废物前，必须检查包装袋或容器的标识、袋口的封扎是否合格，然后再送至暂时储存点。

2. 规范储存

（1）医院应建设符合国家标准的医疗废物暂贮间，暂贮间内配备病理性废物低温储存柜，具有防火、防盗、防渗、防鼠、防蚊虫、防蟑螂、防雨水冲刷、防儿童接触及相应的清洁消毒设施。

（2）配备医疗废物收集桶和防护、消毒用品，制作各种警示标识标签。

3. 清查和记录

（1）严格按照医疗废物管理规范的规定，每天向医疗废物处置中心移交分类收集、包装好的医疗废弃物。

（2）做到日产日清，严格执行危险废物转移联单制度，及时填写医疗机构危险废物转移联单，交接双方签字，存档备查。

4. 暂贮间的管理

医疗废物专职人员每天必须对暂贮间的地面、墙壁、收集箱进行擦拭和冲洗、消毒，空气可采用紫外线照射消毒并做好记录。每次收集运送工作结束前，在指定的地点对运送工具进行清洁并用1000mg/L含氯消毒液喷雾消毒车辆内外。

5. 统一标识

医疗废物处置工作统一、标准化，进行规范管理，制作统一的标识，固定位置，分类收集，有效杜绝医疗废物与其他废物的混装现象。

（四）加强培训和考核

进行法律法规、医院制定的管理制度、职业防护措施、医疗废物管理流程、职责、医疗废物分类收集等培训，培训后对培训效果进行考核。通过培训和考核，提高医务人员认识水平，推进医疗废物管理的整体工作。

四、医疗废物处置

（一）医疗废物专用收集容器

1. 包装袋

包装袋是用于盛装除操作性废物之外的医疗废物的初级包装，并符合一定防渗和撕裂强度性能要求的软质口袋。包装袋的颜色为黄色，并有盛装医疗废物类型的文字说明。

2. 锐器盒

锐器盒主要用于收集注射器、输液器等一次性使用物品的针头、医用小玻璃制品、各类刀片、头皮针、缝合针等锐器。使用利器盒的目的是避免感染，杜绝非安全注射。利器盒整体颜色为黄色，在盒体侧面注明“损伤性废物”，并有医疗废物警示标识和文字说明。

3. 周转箱

（1）盛装经密封包装的医疗废物的专用硬质容器。

（2）周转箱整体为硬制材料，防止液体渗漏，可一次或多次重复使用。

（3）易于清洁和消毒。

（4）周转箱整体为黄色，外表应有医疗废物警示标识和文字说明。

（二）医疗废物院内处置流程

检查医疗废物包装是否完好。符合要求后称重并做好记录（日期、科室、物品名称、重量、分类等），双方签字。将医疗废物按规定路线妥善运至本单位暂存处。专职人员定期将医疗废物移交给医疗废物处置中心，并做好记录，双方签字。

第九章
环境卫生质量控制

卢杰　周晓英　王娅　邱凯凯　朱红

医院环境卫生学是研究医院环境与医院人群健康关系的科学，重点是研究医院中各种有害因素，如物理因素、化学因素、生物因素对病人、医务人员、社会人群的危害及预防措施。消毒供应中心是预防与控制医院感染的重要部门，其工作区域的环境将直接影响所处理物品的质量、安全及工作人员的安全、健康，因此做好这里的环境卫生质量控制是保证医疗质量的前提。与消毒供应中心相关的环境卫生学因素包括其建筑设计、环境清洁、污水排放、空气质量、工作人员手卫生、环境物体表面消毒效果等。建立健全环境卫生相关制度，规范操作，定期开展环境卫生学监测（环境卫生学指标包括但不局限于空气、物体表面、手）并采取措施持续改进是消毒供应中心环境卫生质量控制的关键。

第一节　消毒供应中心环境监管要求

一、消毒供应中心环境卫生管理组织

医院卫生管理是在主管院长领导下，医院爱国卫生运动委员会和医院感染管理委员会共同负责医院环境卫生的宏观管理，根据医院卫生学标准，提出管理策略，制定各项制度，评价卫生管理效果，提出改进措施等。医院感染管理部门负责落实医院感染管理委员会关于医院消毒供应中心环境卫生管理方面的具体工作，按照相关法律、规范和标准，对医院消毒供应中心环境卫生进行指导、监测、监督及效果评价，并提出改进措施等。

（1）制定医院消毒供应中心环境卫生学各项标准、考核评价卫生管理效果的方法，依据国家颁布的有关法律法规、规范标准等进行卫生学监督。

（2）制定医院消毒供应中心卫生管理规划并组织实施。不断提高医院环境卫生质量，为复用医疗器械的处理创造良好的环境，提高清洗、消毒、灭菌效果。

（3）制定严格的清洁卫生制度、消毒隔离制度、污物和污水处理制度等，采取科学措施防范医院有害因素对消毒供应中心环境的污染，减少公害，防止复用医疗器械的二次污染，保护病人、工作人员及社会人群健康。

（4）加强对医院消毒供应中心工作人员的卫生学防护宣传和教育培训。

（5）开展医院环境卫生学监测，实施对医疗消毒供应中心作业环境及职业防护的监督。

（6）开展医院消毒供应中心环境卫生管理的科学研究，不断提高管理水平。

二、消毒供应中心环境监管要求

（一）消毒供应中心建筑设计

要做好消毒供应中心周围环境的管理工作，在消毒供应中心选址时，要求所在位置周围环境清洁无污染源，与垃圾集中地、公厕、煤堆等应保持一定的间距。长期以来，一些医院对消毒供应中心的重要性认识不足，在位置的选择上不符合国家相关规范标准的要求，带来一定的安全隐患。

医院建筑装修时对墙面、地面、顶面和阴阳角的选材方面应考虑到防渗、耐酸碱、抗污染等特点。工作区域内应配备有效的防尘、防虫、防鼠设施，地面、墙面、工作台面应整洁、光滑、不积垢、不起尘、便于除尘与清洗消毒。

处置区应有足够空间满足操作的需要，布局必须符合清污分区、洁污分流的要求，分区合理，人、物分流，操作流程中无逆向与交叉。

（二）污水排放

消毒供应中心使用水作为清洗介质，清洗后的废水应通过独立排放管道进入医院的污水处理系统消毒处理，达标后排放，以减少医院感染，防止环境污染。

（三）空气质量

空气是人类赖以生存的主要外界环境因素之一。空气质量体现在空气的温度、湿度、流速、清洁度（生物与化学污染情况）、新鲜度、各种气体成分的比例等多项参数的综合水平。在医院里，这些参数形成了医院的微小气候。良好的微小气候不仅有利于人的身体健康，提高医院工作人员的工作效率；也可以减少医院内病原微生物的生长繁殖，控制医院感染发生。因此在《医院消毒供应中心管理规范》中，对消毒供应中心三个区域的温度、湿度、机械通风的换气次数以及气流压差等参数要求做了明确的规定。

空气净化管理是保证空气质量的措施之一，是指利用空气洁净技术对室内空气进行处理，常由空气调节系统和空气净化系统组成。它是依靠高效或超高效过滤设备，较好地清除空气中的悬浮颗粒及微生物，同时空气调节系统控制温度、湿度、气流风速和压差，从而达到卫生学要求。按照《医院空气洁净管理规范》规定，医院在空气净化管理方面有如下要求。

（1）医院应依据空气消毒与净化的相关法律、法规和标准，结合医院实际情况，制定空气净化系统的相应管理制度，并组织实施。

（2）医院应根据临床科室的感染风险评估，采取适宜的空气净化措施，使其室内空气质量达到《医院消毒卫生标准》中相应环境类别的要求。

（3）医院应对空气消毒与净化设备的管理和操作人员、医务人员进行空气消毒与净化相关法律、法规和标准等知识的培训，明确各自的职责和任务，确保空气净化设备的正常运行。

（4）医院应对全院相关临床科室的空气质量进行监测，发现问题并进行指导。

（四）环境卫生与环境、物体表面清洁与消毒

1. 管理要求

（1）建立健全规章制度和组织管理体系，明确职责要求。

（2）对环境清洁进行质量监督，对环境清洁服务机构的人员进行业务指导。

（3）开展内部建筑修建与装修工作时，应有医院感染控制人员参与的综合小组，对施工区域环境污染风险进行评估，提出干预措施，指导施工方做好施工区域的隔断防护，并监督落实。

（4）医务人员应负责使用中的诊疗设备与仪器的日常清洁与消毒工作；应指导环境清洁人员对诊疗设备与仪器进行清洁和消毒。

（5）应对清洁、消毒质量进行审核，并将结果及时反馈给相关部门。

2. 清洁与消毒原则

（1）制定标准化操作规程。

（2）做好个人防护。

（3）先清洁再消毒，采取湿式清洁的清洁方式。

（4）选择适宜的清洁剂。

（5）清洁消毒供应中心各区域时，应有序进行，由里到外，由上到下，由轻度

污染到重度污染。

（6）对高频接触、易污染、难清洁与消毒的表面，可采取屏障保护措施，用于屏障保护的覆盖物（如塑料、薄膜、铝箔等）实行一用一更换。

（7）有明确污染的环境表面，选择有效的消毒剂。

（8）清洁工具应分区使用，做好标识。

（9）对使用的仪器设备表面进行清洁与消毒时，应参考仪器设备说明书，选择适宜的清洁消毒产品。

3. 清洁工具复用处理要求

（1）医疗机构消毒供应中心应按要求设立清洁工具复用处理房间，房间应具备相应的处理设施和储存条件，并保持环境干燥、通风换气。

（2）清洁工具使用后应及时清洁与消毒，干燥保存，其复用处理方式包括手工清洗和机械清洗。

4. 手卫生

（1）医疗机构消毒供应中心应制定并落实手卫生管理制度，配备有效、便捷的手卫生设施。

（2）医疗机构消毒供应中心应定期开展手卫生的全员培训，工作人员应掌握手卫生知识和正确的手卫生方法，保证洗手与手消毒的效果。

（3）医疗机构消毒供应中心应加强对工作人员手卫生工作的指导与监督，提高工作人员手卫生的依从性。

5. 环境卫生监测

环境卫生学的监测包括对各区域内空气、物体表面、工作人员的手、使用消毒剂的监测。

（1）科室设专人进行质量监测工作，监测人员应认真遵守各项监测技术操作规程，以实事求是的态度对待工作。

（2）每月对无菌物品存放区、检查包装及灭菌区进行物体表面、工作人员的手、空气等监测。

（3）每年应对环氧乙烷灭菌环境进行环氧乙烷浓度的监测。

（4）对检测结果及记录保留的期限应大于或等于 6 个月。

（5）当医院感染暴发时，应及时进行监测。监测方法见《医院消毒卫生标准》（GB 15982），各卫生指标应符合该标准的规定（见表 9-1）。

表 9-1 各类环境细菌菌落总数卫生标准

环境类别	范围	空气细菌菌落数（cfu/皿.5min）	物体表面细菌菌落数（cfu/m²）	医务人员手细菌菌落数（cfu/m²）
三类	检查包装及灭菌区	≤ 4.0	≤ 5	≤ 5
三类	无菌物品存放区	≤ 4.0	≤ 10	≤ 10

第二节　消毒供应中心工作区域环境管理

消毒供应中心工作区域环境管理的重点是根据各区域环境的功能特点，做好区域环境的清洁，空气质量控制，环境和物体表面的清洁、消毒及工作人员的职业防护和手卫生，使环境整洁、空气、物表、手的环境卫生学监测达到相应的国家卫生标准。

一、环境卫生的管理职责

（1）消毒供应中心清洁卫生工作由保洁部设专人负责，严格执行消毒供应中心分区管理制度。

（2）各岗位人员分区负责岗位所在区域环境的清洁整理和消毒。

（3）消毒供应中心设兼职环境卫生管理护士，随时对工作人员进行监督和指导。

（4）各区域组长负责对质量实施过程进行动态监控，对存在的问题及时纠正和分析。

（5）消毒供应中心管理小组成员定期查房，发现问题并做改进指导。

二、去污区环境管理

去污区是进行回收后分类、清洗、消毒（包括运送器具的清洗消毒等）的区域，为污染区域，应保证去污区空气整体处于相对负压的状态。在清洗过程中可能存在水蒸气及气溶胶在空气中上升与悬浮，为了避免对工作人员造成吸入性伤害，内部气流组织的方向应是上送下回。根据国家相关标准，空气的温度应维持在16℃~21℃，相对湿度30%~60%，换气次数≥10次/小时。环境管理的原则是防止污染扩散。

（一）环境管理质量评价标准

（1）地面、操作台面、清洗池清洁。

（2）车辆、搁物架定点放置。

（3）物资按计划申领、专人管理、规范存放，保持环境整洁。

（4）每日进行空气消毒并做好记录。空气消毒设备由专人定期维护，并做好记录。

（5）垃圾篓无垃圾堆积。

（二）环境卫生工作管理

1. 人员

进入去污区应更鞋、更衣，洗涤时应系围裙、戴帽子、面罩和手套。

2. 物体表面

（1）地面、台面、车辆每日清洁消毒；防护用品每日清洗消毒。

（2）定期清理卫生死角。

（3）及时清洁清洗机、清洗池周围表面，保持地面干燥，防止微生物繁殖扩散。

（4）定期擦柜顶、地面、玻璃。

（5）保洁物品专用并做标记，清洗工具先用1000mg/L的含氯消毒剂浸泡30分钟，再清洗，烘干备用。

（6）特殊感染：被气性坏疽污染的复用器械器具，单独回收后采用含氯或含溴消毒剂（1000mg/L~2000mg/L）浸泡至60分钟后，再与其他物品清洗、消毒。被疑似和明确有朊毒体污染的，应先浸泡于1mmol/L溶液内作用60分钟再按标准流程处理。

3. 空气质量

每日用消毒机消毒空气，并做好记录。消毒设备设专人进行定期维护。

（三）环境管理的要点

（1）缓冲区：缓冲间应设洗手池，采用非手触式水龙头开关。应有醒目、正确的手卫生标识，包括洗手流程图或洗手示意图等。

（2）分类区：专门设置固定使用的分类操作台，地面、台面被血液、体液等污染后，随时进行清洁和消毒处理。

（3）清洗区：专门设置固定使用的清洗水池、洗手池、洁具清洗池。防止产生气溶胶，防止洗涤过程中水外溢、飞溅。

（4）清洗设备使用后及时清洁消毒，保持表面清洁干燥；防护用品、清洗工具应消毒。

（5）所有回收的医疗器械均视为污染物，工作人员必须遵循标准预防。

（6）人员离开去污区必须脱去所有防护设备，及时进行手卫生处理。

三、检查包装及灭菌区环境卫生管理

检查包装及灭菌区是进行器械检查、装配及灭菌的区域，进入该区域的物品、器械应是清洁物品，该区域内部空气流向应遵循自上而下的原则，可最大限度地减少因空气回流带起的飞絮与尘埃对清洁物品造成二次污染。空气的温度应为20℃~23℃，相对湿度30%~60%，换气次数≥10次/小时，保持相对正压。环境管理的原则为防止器械二次污染，保证灭菌质量。

（一）环境卫生质量评价标准

（1）检查包装及灭菌区空气正压、无逆流，空气、物表符合卫生学标准。

（2）操作台面、地面清洁，无水渍、异物、动态环境好。

（3）车辆、篮筐、搁物架、容器，清洁干燥，放置位置规范。

（4）各类包装材料分类放置，摆放整齐，标识清楚。

（二）环境卫生工作管理

1. 人员

进入该区的人员必须穿戴清洁区工作服，并保持着装整洁。参观人员和设备维护人员应穿戴专用服装。进行器械检查、装配和包装前以及进行环境卫生的整理后应洗手。

2. 物体表面

（1）物品放置简洁，标识清楚。

（2）每班次进行地面、台面环境清洁处理并清除废弃物，保持所有物体表面清洁、干燥。

（3）定期擦拭柜顶、墙面、玻璃，清理卫生死角。

（4）及时清理敷料间的废物、毛絮，保持室内清洁无尘。

（5）保洁物品专用并做标记，用后转运至洁具间先消毒再清洁晾干备用。

3. 空气质量

监控空调系统，确保环境温度、湿度、换气次数达标。

（三）环境管理的要点

（1）缓冲区：应设洗手设施，采用非手触式水龙头开关。应有醒目、正确的手卫生标识，包括洗手流程图或洗手示意图等。

（2）缓冲间：工作人员进入前应洗手，着装规范，前后门常闭、且不能同时开启。

（3）包装台：摆放有序、保持清洁干燥。

（4）传递窗：双门互锁、常闭、每日清洁。

（5）敷料间：独立设置，保持常闭，防止扬尘。

（6）与去污区之间有实际屏障，天花板、墙壁光滑不落尘，墙顶等转角采用弧形设计，地面光滑易清洁，非工作人员和无关物品不得进入包装区，尽量减少尘埃等导致污染的因素。

（7）防鼠、防蝇、防虫设施完善。

（8）作业区组长随时动态监测环境的洁净度，使空气、物体表面符合卫生学要求。

四、无菌物品存放区环境卫生管理

无菌物品存放区是放置复用无菌物品及去除运输外包装的一次性使用无菌物品的区域，负责灭菌物品的交接、存放与发放任务。为了达到提供良好、稳定的无菌物品存放环境的目的，此区空气应保持相对微正压，使外界不洁净的空气无法进入该区。空气温度应低于24℃，相对湿度应低于70%，换气次数4~10次/小时。消毒供应中心的无菌物品存放区属于三类环境，根据国家《医院消毒卫生标准》相关要求，此区空气平均菌落数应≤4.0cfu/皿（5min）。环境管理的原则是在储存、发放、运送过程中，确保无菌物品不被污染。

（一）环境卫生质量评价标准

（1）环境整洁，管理规范，符合卫生学要求。各种车辆清洁、干燥、定点放置。

（2）灭菌器表面清洁干燥，无积尘，检修舱地面清洁整齐。

（二）环境卫生工作管理

1. 人员

进入无菌物品存放区时，必须换鞋、戴帽、着专用服装、实施快速手消毒、必要时戴口罩后方可进入。接触已灭菌的物品前必须洗手和（或）手消毒。手部不可佩戴戒指等饰物，防止划破外包装。

2. 环境、物体表面

（1）发放台、发放车、传递窗保持清洁、干燥、无杂物。

（2）地面、台面每日湿式擦拭，保持清洁干燥。不锈钢面用清洁湿毛巾擦拭后用清洁干毛巾擦拭，再用不锈钢清洁油擦拭。

（3）灭菌后的物品严格按照类别及灭菌日期分类、分架存放在固定位置，避免随意接触。

（4）发放工具：每日清洁处理后备用；物品运送车辆：应清洁处理，干燥存放。

3. 空气质量

（1）每月空气培养一次，必须合格，如有不合格及时查找原因，采取措施，再次检测直到合格。

（2）专人定期协助厂家对空气净化系统的过滤网进行清洗，对设备进行维护。

（三）环境管理的要点

（1）严格执行消毒隔离制度、无菌物品管理制度，无关人员不得随意进出，不合格及未消毒灭菌的包不能进入该区。

（2）无菌物品存储间的抹布和拖布要专室专用，并有明显的标识。

（3）防鼠、防蝇、防虫设施完善。

第三节　危化品管理

危化品即危险化学品，是指具有易燃、易爆、有毒、有害和放射性等特性，在运输装卸和储存保管过程中易造成人员伤亡和财产损毁，需要进行特殊保护性管理的化学物品。

随着国家相关政策的逐步完善，对于危险化学品的管理也逐步形成了一套规范化的模式。医院由于社会性质的特殊，对危化品建立了一套标准作业流程和管理制度，必须由上至下地严格遵循和执行，提升管理水平，建立安全的工作环境，从而保障工作质量。

一、危化品分类

按照 GB 13690《化学品分类和危险性公示通则》，常用危险化学品按其主要危险特性分为以下八类。

（一）爆炸品

爆炸品是指在外界作用下（如受热、摩擦、撞击等）能发生剧烈的化学反应，瞬间产生大量的气体和热量，使周围的压力急剧上升，发生爆炸，对周围环境、设备、人员造成破坏和伤害的物品。

（二）压缩气体和液化气体

压缩气体和液化气体是指压缩的、液化的或加压溶解的气体。这类物品当受热、撞击或强烈震动时，容器内压力急剧增大，致使容器破裂，物质泄漏、爆炸等。

（三）易燃液体

本类物质在常温下易挥发，所形成的蒸气与空气混合能形成爆炸性混合物。

（四）易燃固体、自燃物品和遇湿易燃物品

这类物品易引起火灾。

（五）氧化剂和有机过氧化物

这类物品具有强氧化性，易引起燃烧、爆炸。

（六）毒害品

毒害品是指进入人（动物）机体后，累积达到一定的量能与体液和组织发生生物化学作用或生物物理作用，扰乱或破坏机体的正常生理功能，引起暂时或持久性的病理改变，甚至危及生命的物品。如各种氰化物、砷化物、化学农药等。

（七）放射性物品

放射性物品属于危险化学品，虽然不属于《危险化学品安全管理条例》的管理范围，但还是必须依照国家相关规定进行管理。

（八）腐蚀品

腐蚀品是指能灼伤人体组织并对金属等物品造成损伤的固体或液体。

二、危化品储存要求

（一）储存方式

隔离储存：在同一房间或同一区域内，不同的物料之间分开一定的距离，非禁忌物料间用通道保持空间的储存方式。

隔开储存：在同一建筑或同一区域内，用隔板或墙，将其与禁忌物料分离开的储存方式。

分离储存：在不同的建筑物或远离所有建筑的外部区域内储存。

（二）储存的基本要求

（1）储存化学危险品必须遵照国家法律、法规和其他有关规定。

（2）化学危险品必须储存在经公安部门批准设置的专门的化学危险品仓库中，经销部门自管仓库储存化学危险品及储存数量必须经公安部门批准。未经批准不得随意设置化学危险品储存仓库。

（3）化学危险品露天堆放，应符合防火、防爆的安全要求，爆炸物品、一级易燃物品、遇湿燃烧物品、剧毒物品不得露天堆放。

（4）储存化学危险品的仓库必须配备有专业知识的技术人员，其库房及场所应设专人管理，管理人员必须配备可靠的个人安全防护用品。

（5）根据危险品性能分区、分类、分库储存。 各类危险品不得与禁忌物料混合储存。

（6）储存化学危险品的建筑物、区域内，严禁吸烟、产火操作和使用明火。

（三）储存场所的要求

（1）储存化学危险品的建筑物不得有地下室或其他地下建筑，其耐火等级、层数、占地面积、安全疏散和防火间距，应符合国家有关规定。

（2）储存地点及建筑结构的设置，除了应符合国家的有关规定外，还应考虑对周围环境和居民的影响。

（3）遇火、遇热、遇潮能引起燃烧、爆炸或发生化学反应，产生有毒气体的化学危险品不得在露天或潮湿、积水的建筑物中储存。

（4）受日光照射能发生化学反应引起燃烧、爆炸、分解、化合或能产生有毒气体的化学危险品应储存在一级建筑物中。其包装应采取避光措施。

（5）爆炸物品不得和其他类物品同储，必须单独隔离、限量储存，仓库不得建在城镇，还应与周围建筑、交通干道、输电线路保持一定安全距离。

（6）压缩气体和液化气体必须与爆炸物品、氧化剂、易燃物品、自燃物品、腐蚀性物品隔离储存。易燃气体不得与助燃气体、剧毒气体同储；氧气不得与油脂混合储存，盛装液化气体的容器属于压力容器的，必须有压力表、安全阀、紧急切断装置，并定期检查，不得超装。

（7）易燃液体、遇湿易燃物品、易燃固体不得与氧化剂混合储存，具有还原性的氧化剂应单独存放。

（8）有毒物品应储存在阴凉、通风、干燥的场所，不要露天存放，不要接近酸类物质。

（9）腐蚀性物品，包装必须严密，不允许泄漏，严禁与液化气体和其他物品共存。

三、出入库管理

（一）入库前

入库前均应按合同进行检查验收、登记。验收内容包括：数量、包装及危险标志。物品性质未弄清时不得入库。

（二）入库时

入库时应严格检查物品质量、数量、包装情况、有无泄漏。

（三）装卸、搬运时

应按有关规定做到轻装、轻卸。严禁摔、碰、撞、击、拖拉、倾倒和滚动。

（四）入库后

应采取适当的养护措施，在储存期内，定期检查，发现其品质变化、包装破损、渗漏、稳定剂短缺等，应及时处理。

（五）库房温湿度

应严格控制、经常检查，发现变化及时调整。

四、消毒供应中心人员培训

（1）科室制定危化品管理制度。

（2）库房工作人员应进行定期培训。

（3）对化学危险品的装卸人员进行必要的教育，使其按照有关规定进行操作。

（4）科室界定出危险化学品的种类，如环氧乙烷气罐、甲醛罐、过氧化氢卡匣、乙醇、过氧乙酸、香蕉水等。

（5）严格按照厂家的使用说明，确定专人管理，设定专用库房储存，严格执行出入库及交接班制度，保证数量正确和适宜的环境要求，定期检查并记录。

（6）建立危化品应急预案，有规范的文字条例供学习和培训。

（7）发生危化品危机事件，应立即汇报和处理，并分析原因，避免再次发生同类事件。

（8）定期开展危化品自查工作，防止意外事件发生。

第十章 职业安全与防护

周晓丽　高红　王娅

消毒供应中心的工作性质和环境决定了工作人员长期暴露于锐器伤害、化学消毒剂、噪声、潮湿等职业危险环境中。因此，必须加强消毒供应中心医护人员的职业防护与控制。

第一节　职业暴露

一、职业暴露

职业暴露是指医务人员在从事临床诊疗、护理及科学实验等职业活动的过程中，通过眼、口、鼻及其他黏膜、破损皮肤或非胃肠接触含血源性病原体的血液或其他潜在传染性的物质。也指由于职业关系而暴露在危险因素中，从而有可能损害健康或危及生命的一种情况。

职业安全隐患来自生物、化学、机械、电气、环境等多方面。锐器伤是血源性疾病传播的主要途径。

二、职业安全基本要求

（1）工作人员应严格遵守国家有关医务人员安全防护的法律、法规，严格遵守清洗、消毒、灭菌操作规程和消毒与隔离制度。

（2）工作人员应参加预防医院感染相关法律、法规培训，掌握安全防护知识及措施、方法及报告程序。

（3）严格执行标准预防理念和措施，如手卫生。

三、职业暴露类型

职业危害因素可以分为四大类：物理因素、生物因素、化学因素和社会心理因素。

（一）物理因素及防护措施

1. 物理因素

（1）高温潮湿。去污区人员长时间处于高温、潮湿的工作环境下，特别是炎热的夏季，由于需穿戴隔离衣、防水围裙、面罩、口罩等防护用品，工作人员极易产生中暑、烦躁、疲劳等现象。高压蒸汽灭菌器、干燥柜、蒸汽气枪、清洗机等医疗设备会释放大量热量或水蒸气，温度高，湿度大，由于消毒供应中心空间和环境的限制，导致室内散热较慢。清洗、消毒后器械及灭菌物品卸载的过程，若违反操作规程，极易烫伤。操作人员长时间在潮湿封闭的环境中工作，很容易患上风湿、关节炎等疾病。

（2）噪声。随着消毒供应中心的快速发展、规模的不断扩大，国家行业标准对设备设施的要求越来越高，各类仪器设备也不断增多。例如，全自动清洗机、水处理设备、高压蒸汽灭菌器、超声清洗机、压力气枪等，在提高工作效率和质量的同时也伴随工作过程产生高分贝噪声。国家规定工业区噪声上限是 55dB ~ 60dB，而高压蒸汽灭菌器抽真空时段会产生 90dB ~ 98dB 噪声强度，超过了国家标准值。器皿、器械盒间的碰撞也易产生噪声。工作人员长期在噪声的环境中工作，易引起烦躁、易怒、耳鸣、头痛、听力下降等症状。

（3）粉尘。大量消毒供应中心的包装材料以纺织布为主，制作各种敷料时会产生大量棉絮纤维、粉尘，长时间吸入会损坏呼吸系统，严重者易患硅沉着病（矽肺）。

（4）辐射。消毒供应中心常采用空气消毒机对空气消毒，消毒机通过使用一定频率的高压电流将空气中的氧分子制造成臭氧，一定浓度的臭氧具有消毒作用，然而浓度超过 $0.3mg/m^3$ 时，直接照射可导致皮肤、眼睛和免疫系统的损坏。

（5）运动性损伤。在各区域操作时，如搬卸重物、装卸、推车过程中、取拿高处物品、长期检查包装等，若工作人员操作姿势不正确，工具或操作台不符合人体功能学，易引起扭伤、拉伤和颈椎劳损等。

2. 物理因素防护措施

（1）消毒供应中心三区温湿度应符合国家行业规范要求，避免高温和高湿，并配备相应的降温降暑药物。

（2）定期对大型仪器设备进行维护保养，在建筑布局上可安装噪声隔离装置，保持区域的密闭隔音，操作人员可轮流休息。

（3）减少金属物品间的相互碰撞，操作时动作轻柔，降低工作人员说话的分贝，尽量避免远距离喊话，工作中做到“四轻”，减少异常噪声对人体的损害。

（4）做好自身防护，接触高温时戴防烫手套，减少烫伤的可能。压力蒸汽灭菌器操作人员需经培训后持证上岗。如发生烫伤，应立即离开热源，在流动水下冲 15 ~ 20 分钟，或涂抹烫伤膏，视情况进行下一步处理。

（5）敷料间应设立在相对独立的角落空间，避免人流走动引起纤维飞扬，空气净化装置应定时更换滤网，尽量减少棉絮和其他灰尘的数量。同时减少手下操作产生的各类粉尘对人体的损坏，可使用一次性棉球、纱布等无菌物品。

（6）工作中采取正确的搬运方式，通过对物品的重量评估，以正确的姿势提取重物，如有需求可寻求协助，移动重物时防止腰部扭伤或肢体肌肉拉伤。根据身体力学原理，运用正确的提、推、拉、伸等技巧和姿势。

（7）紫外线消毒机应在夜间无人的情况下使用，避免对眼睛直射，消毒后注意开窗通风。

（二）生物因素及防护措施

1. 生物因素

（1）锐器伤。消毒供应中心回收使用后的医疗器械，都不同程度地沾有患者的血液、体液、分泌物等。

工作人员在对重复使用的污染物品的回收、清洗、装载、检查包装等操作环节中，极易被利器刺伤，或被溅出的污染物污染。如操作不当有感染 HIV、HBV、HCV 的危险。据报道，医务人员因针刺伤或伤口接触污染物品，感染 HBV 的概率为 2% ~ 40%，感染 HCV 的概率为 3% ~ 10%，感染 HIV 的概率为 0.2% ~ 0.5%。

（2）气溶胶污染。对回收的器械、器具进行分类和清洗等操作时，易将各种致病菌扩散到空气中形成气溶胶，造成环境和空气的污染。使用高压水枪、气枪易产生微生物气溶胶，易被吸入呼吸道造成感染。如没有做好职业防护，极易吸入微生物气溶胶而被感染。

2. 生物因素防护措施

（1）加强职业防护知识的学习，增强消毒供应中心工作人员对医疗环境中职业危险性的认知，对新员工必须进行职业防护知识的培训并签名，定期组织职业安全知识培训。

（2）工作人员在回收时做好个人防护，在处理锐器时要格外小心，刀片、针头等各种锐器尽量用防渗透、耐刺的容器盛装。

（3）在回收分类器械物品时，养成用镊子取针头和刀片的习惯，废弃的针头和手术刀片、缝针等尖锐物品应放置于专用黄色锐器盒内。

（4）一旦发生针刺伤应立即按照职业暴露处理流程进行处理。

（5）如发生皮肤、黏膜暴露时，应及时处理。皮肤接触患者的血液、体液后应立即用流动水清洗被污染的皮肤，黏膜暴露（如血液飞溅到眼睛里）应立即用流动水或生理盐水冲洗被污染的黏膜。

（6）严格按照洗手的指征进行“七步洗手法”。

（7）手工清洗时，水量适宜，应在水面下刷洗，动作轻柔。

（三）化学因素及防护措施

1. 化学因素

（1）化学剂、消毒剂。消毒供应中心工作人员每日使用挥发性化学消毒剂，如各种酶类、碱类、油剂类、含氯消毒剂等，主要用于器械清洗消毒。皮肤长时间接触消毒剂会有灼痛，甚至引起感觉迟钝或过敏，当皮肤有伤口时，则对暴露的组织有损伤。用热水配制清洗剂、消毒剂时，会引起有效氯的快速挥发，挥发氯可通过呼吸道进入人体，造成损伤。一次性物品在长期储存过程中逐渐散发出的气体可造成空气污染，如长期、大量的吸入可引起慢性中毒。此外，工作人员平时还会接触大量的化学指示胶带、生物监测指示剂等含铅物品。长期接触会对人体器官和系统造成危害，引发各种疾病。

（2）环氧乙烷、过氧化氢。近几年，环氧乙烷灭菌器在消毒供应中心广泛使用。环氧乙烷是一种无色、无味、易燃的毒性化学剂，如操作不当或仪器故障时容易造成环氧乙烷泄漏，发生中毒事件。接触环氧乙烷灭菌后未充分解析的物品可刺激人的眼睛、呼吸道引起头痛、头昏、恶心、呕吐等症状。接触液态环氧乙烷后可引起皮炎、水疱、皮肤灼伤、消化道烧伤等症状。接触、吸入高浓度的过氧化氢气体会引起呼吸道灼伤，接触液态过氧化氢会造成皮肤表面灼伤。

2. 化学因素防护措施

（1）化学因素对人体的伤害是无形的，长期接触会对人体造成危害。工作人员应掌握各种消毒剂、清洗剂的性质、配制方法、禁忌毒性反应及处理、注意事项等。各种消毒剂设专人管理、固定存放并有明显标识，有挥发性的消毒剂应在密闭容器中存放，取放物品后及时加盖。

（2）根据被消毒灭菌的物品选择适宜的消毒剂，严格按照消毒剂的使用范围、浓度进行配制，在配制过程中应戴口罩、帽子、护目镜、手套等防护用具，防止消毒剂溅到皮肤黏膜及眼睛。消毒剂或清洗剂如溅到皮肤、黏膜、眼睛等处，应立即使用洗眼装置冲洗眼睛 15 分钟，若皮肤浸湿，应立即脱去或更换防护用具，严重时立即就医。

（3）环氧乙烷灭菌器要严格按照产品说明书及国家环保要求进行安装，房间应独立、通风良好。周围 50 米无灭火作业、无变电设备、无发动机和其他产生火花的作业和设备，排气管道安装在室外并高于建筑物。定期进行维修保养及监测灭菌器舱体和环氧乙烷残余浓度，根据国家《工作场所有害因素职业接触限值》中的规定，在工作环境中环氧乙烷的 8 小时时间加起来平均浓度限值为 $2mg/m^3$；15 分钟工作中暴露浓度限值为 $5mg/m^3$。我国《消毒技术规范》规定工作环境中应有良好的通风。在每日 8 小时工作中，环氧乙烷灭菌环境空气中的浓度应小于 $1.82mg/m^3$。卸载时戴手套，减少接触机会，运送时背风运送。

（4）建立环氧乙烷泄漏预案，培训学习。

（四）社会心理因素及防护措施

1. 社会心理因素

消毒供应中心是医院感染管理的重点部门之一，其工作质量与医疗安全密切相关。随着近几年消毒供应中心集中化处理及对外业务的拓展，工作量越来越多，加之人员编制不足，大多数为年迈体弱人员，文化程度也较低，人际关系复杂。长期超负荷工作，易影响心理健康。在操作过程中，工作人员即使格外小心，也难免会有疏忽，长期处于高度紧张的工作状态，一旦出错或失误，科室也会根据问题的轻重程度给予相应的处罚和批评。此外，由于消毒供应中心工作人员工资待遇较临床科室低，晋升空间小，长期这样会产生负面心理，心态失衡。

2. 社会心理因素防护措施

科室护士长应根据人员配置合理分工，根据工作量及各岗位需求，科学、合理配置具有职业资格的护士、消毒员和其他工作人员。建立健全岗位职责和工作内容，优化人性化管理，缓解压力，减轻工作人员心理和生理上的疲劳，营造轻松、和谐的工作氛围，使其保持积极、乐观的心态。定期组织集体活动及体检，劳逸结合，提供更多的人文关怀。

第二节 标准预防

一、概述

美国疾病控制与预防中心（CDC）在1985年提出普遍预防，1987年提出身体物质隔离后，于20世纪90年代早期又对隔离系统进行了修订，提出“标准预防”的概念，并于1996年1月由医院感染控制咨询委员会正式颁布实施。

标准预防是指接触所有患者（无论患者是否诊断为感染性疾病）及其污染的器械（无论是否确认器械是被感染疾病患者所使用），都应使用防护用品，建立“保护医务人员避免接触感染因子的屏障”。从而更加有效地控制感染源，切断感染途径，保护易感人群，最大限度地降低医务人员与患者之间、患者与患者之间可能造成的疾病传播，实现双向保护。

二、标准预防特点

（1）既要防止血液性疾病的传播，也要防止非血液性疾病的传播。

（2）强调双向防护，既防护疾病从患者传至医务人员，又要防止疾病从医务人员传至患者。

（3）根据疾病的主要传播途径采取相应的隔离措施，包括解除隔离、空气隔离和微粒隔离。

三、医疗机构标准预防的要求

（1）配置洗手和洗眼设施。

（2）使用适宜的个人防护用品。

（3）合理安置患者。

（4）制定并遵守环境操作规程，包括：医疗废物处理，工作场所的清理、清洁，被服的清洁。

（5）对锐器进行适当的处理和处置。

（6）制定适宜的职业安全卫生工作操作规程。

（7）保障生物标本的处理与运送安全。

（8）配备相应的医疗卫生设备并定期进行清洗、运输和维护。

四、标准预防的措施

标准预防是针对医院所有患者和医务人员采取的一组预防感染措施，包括手卫生，根据预期可能的暴露选用手套、隔离衣、口罩、护目镜或防护面屏，以及安全注射；也包括穿戴合适的防护用品处理患者环境中被污染的物品与医疗器械。标准预防是基于患者的血液、体液、分泌物（不包括汗液）、非完整皮肤和黏膜均可能含有感染性因子而实施的原则。

（一）手卫生

手卫生是医务人员洗手、卫生手消毒和外科手消毒的总称。卫生手消毒是医务人员用速干手消毒剂揉搓双手，以减少手部暂居菌的过程；而外科手消毒是外科手术前医务人员用肥皂（皂液）和流动水洗手，再用手消毒剂清除或杀灭手部暂居菌和减少常居菌的过程。使用的手消毒剂应具有持续抗菌活性。

常居菌是能从大部分人体皮肤上分离出来的微生物，是皮肤上持久的固有寄居菌，不易被机械的摩擦清除，如凝固酶阴性葡萄球菌、棒状杆菌类、丙酸菌属等，一般情况下不致病。暂居菌是寄居在皮肤表层、常规洗手容易被清除的微生物，直接接触患者或被污染的物体表面时可获得，可随时通过手传播，与医院感染密切相关。

通过加强医务人员手卫生，可直接降低医院感染发病率 30%~40%，特别是耐药菌株的医院感染，绝大部分通过医务人员的手进行传播。

1. 医院手卫生基本要求

（1）医疗机构应制定并落实手卫生管理制度，配备有效、便捷的手卫生设施。

（2）医疗机构应定期开展手卫生的全员培训，医务人员应掌握手卫生知识和正确的手卫生方法，保障洗手与手消毒的效果。

（3）医疗机构应加强对医务人员手卫生工作的指导与监督，提高医务人员手卫生的依从性。

（4）手消毒效果应达到相应要求。

2. 医院手卫生设施配置应遵循的原则

（1）采用流动水洗手，手术室、产房、重症监护室等重点部门应当采取非触摸式水龙头开关。

（2）用于洗手的皂液应置于洁净容器内，容器定期清洁和消毒，使用的固体肥皂应保持干燥。

（3）配备的干手物品或设施，应避免二次污染，手卫生设施的位置应方便医务人员使用。

（4）选用的手消毒剂应当符合国家有关规定，对皮肤刺激性小、无伤害、有较好的护肤效果。

（5）应配备符合要求的设施，包括洗手池、清洁剂、干手设施如干手纸巾、速干手消毒剂等，设施位置应方便医务人员、患者和陪护人员使用；应有醒目、正确的手卫生标识，包括洗手流程图或洗手图示等。

3. 手卫生的目的

手卫生的目的是为了去除手部的皮屑、污垢及部分暂住菌，切断通过手传播感染的途径，是防止感染扩散最简单有效的措施。

4. 手卫生的指征

（1）无菌操作前，接触患者前，接触患者后，接触患者血液、体液后，接触患者周围环境后。

（2）接触污染器械、布类、器械外包装、环境后。

（3）接触清洁器械前。

（4）接触无菌物品前。

（5）回收物品后及发放无菌物品前。

5. 洗手方法

（1）在流动水下打湿双手，再取适量洗手液，掌心相对，手指并拢，相互搓擦。

（2）手心对手背沿指缝相互搓擦，交替进行；掌心相对，双手交叉沿指缝相互搓擦。

（3）一手握另一手大拇指旋转搓擦，交替进行。

（4）弯曲手指使关节在另一手掌心旋转揉搓，交替进行。

（5）将 5 个手指尖并拢在另一手掌心揉搓，交替进行。

（6）用流动水洗净双手，用一次性纸巾或干手机干燥双手。

通过认真管理手卫生和卫生手消毒，手表面监测菌落数应≤ $10cfu/cm^2$。洗手设施应符合要求，包括采用非触式水龙头开关，配合洗手液及手设备。

6. 洗手注意事项

（1）洗手宜选择洗手液，用非触式洗手液容器。

（2）认真清洗指甲、指尖、指缝和指关节等易污染的部位。

（3）手部不佩戴戒指等饰品。

（4）应当使用一次性纸巾或者干净的小毛巾擦干双手，毛巾应一用即消毒。

（5）手上有可见的污垢、被血液或其他体液污染及上卫生间后应洗手。

7. 洗手与卫生手消毒的原则

（1）当手部有血液或其他体液等肉眼可见的污染时，应用肥皂（皂液）和流动水洗手。

（2）手部没有肉眼可见的污染时，宜使用速干手消毒剂消毒双手代替洗手。

（二）相关防护用具

1. 隔离衣

隔离衣是指预防医务人员受到患者血液、体液和分泌物的污染，同时预防患者间的感染和特殊易感者受到感染的防护用品。穿脱隔离衣的方法应符合 WS/T 311《医院隔离技术规范》附录D的规定。进入去污区工作前，应在缓冲间内穿隔离衣，如果隔离衣出现穿孔、破损或被水浸湿应及时更换。

2. 口罩

分为棉纱口罩、无纺布口罩、医用口罩、日常防护口罩、工业防尘口罩。口罩可预防经空气、飞沫传播的疾病，还可以减少患者的血液、体液等传播性物质溅入医护人员的口及鼻腔，同时防止医务人员将病原体传染给患者。去污区工作人员选用外科口罩，有效避免污染喷溅。口罩的佩戴方法应符合WS/T 311《医院隔离技术规范》附录A的规定。在处理带粉尘、微粒的物品时，可戴口罩，防止呼吸道黏膜受刺激。

3. 护目镜（防护面罩）

护目镜是防止操作中血液、体液等具有感染性的物质喷溅到操作人员面部和眼部的防护用品。重复使用的护目镜（防护面罩）使用后应清洗、消毒。护目镜（防护面罩）的佩戴方法应符合WS/T 311《医院隔离技术规范》附录B的原则。

4. 手套

手套是防止病原体通过手传播疾病和污染环境的用品，可以避免操作人员直接接触感染性因子及手部皮肤的损坏。戴脱手套的方法应遵循WS/T 311《医院隔离技术规范》附录C的原则。在配制消毒剂时需戴加厚、加长、耐酸碱的手套。操作烘干箱、蒸汽气枪、压力蒸汽灭菌器等时需戴防烫手套，接触特殊污染、手工清洗、接触锐利器械时应戴双层手套。

5. 帽子

可分为棉织布制帽子、一次性帽子。戴帽子既可减少清洗中被污染清洗液、污水、血液喷溅操作人员的头发，也可防止工作人员的头发、头屑掉落在清洁、无菌物品上。一次性帽子应一次性使用，用后作医疗废物处理。

第三节 锐器伤处置流程

医务人员职业暴露分感染性职业暴露、放射性职业暴露、化学性（如消毒剂、化学药品）职业暴露及其他职业暴露。工作人员一旦发生职业暴露的损伤或事故，应及时按照标准化步骤进行处理。本节针对感染性职业暴露，即锐器伤的相关处置内容做针对性阐述。

一、局部紧急处理

（一）锐器刺伤处理方法

（1）挤：立即在伤口旁端轻轻挤压，尽可能挤出损伤处的血液，再用肥皂液和流动水进行清洗；禁止进行伤口的局部挤压。

（2）冲：用清水反复冲洗伤口。

（3）消毒：及时用 75% 乙醇或 0.5% 碘伏进行消毒，按受伤程度包扎伤口。

（二）皮肤暴露处理方法

（1）反复用肥皂液和流动水清洗污染的皮肤。

（2）采用 75% 乙醇或 0.5% 碘伏进行皮肤消毒。

（三）黏膜暴露处理方法

（1）在眼部或口腔黏膜受到暴露后，第一时间、第一现场进行冲洗。

（2）用洗眼装置反复冲洗眼部；洗眼液可采用自来水或生理盐水。

（3）口腔黏膜受到暴露后，可用自来水或生理盐水漱洗。

二、锐器伤评估

根据《受伤调查表》确定血源性传播疾病感染的概率和伤害程度，主要包括：乙型肝炎、丙型肝炎、艾滋病、梅毒等。艾滋病病毒职业暴露级别为三级。

一级暴露：暴露源为体液、血液或者含有体液、血液的医疗器械、物品；暴露类型为暴露源沾染了有损伤的皮肤或者黏膜，暴露量较小且时间较短。

二级暴露：暴露源为体液、血液或者含有体液、血液的医疗器械、物品；暴露类型为暴露源沾染了有损伤的皮肤或者黏膜，暴露量大且时间较长；或者暴露类型为暴露源刺伤或者割伤皮肤，但损伤程度较轻，为表皮擦伤或者针刺伤。

三级暴露：暴露源为体液、血液或者含有体液、血液的医疗器械、物品；暴露类型为暴露源刺伤或者割伤皮肤，但损伤程度较重，为深部伤口或者割伤物有明显可见的血迹。

暴露源的载量水平能够分为轻度、重度和暴露源不明三种类型。根据检验暴露源确定其轻度或重度类型。不能确定暴露源是否为艾滋病病毒阳性者，为暴露源不明型。

三、锐器伤上报流程（见图 10-1）

发生锐器伤应及时报告主管人员和有关部门，填写《锐器伤报告表》。按照规定的程序进行治疗、预防和随访。消毒供应中心也应将锐器伤报告存档。

《锐器伤报告表》需详细报告内容。

（1）受伤人员的姓名、职业（医生、护士等）、性别、受伤时间（年、月、日、时、分）、受伤地点。

（2）导致伤害的锐器物名称、锐器最初使用目的、受伤者是否为锐器的最初使用者、锐器是否被血液污染或不知道。如果受伤与患者有关，患者有无以下疾病：乙型肝炎、丙型肝炎、艾滋病等。

（3）伤害发生的操作环节，发生伤害有无不正确操作或不知道。

（4）致伤锐器穿透手套的层数及受伤程度或没戴手套。受伤程度主要包括：轻度（表皮刺伤，未出血）、中度（皮肤刺伤，有出血）和重度（深层刺伤，流血较多）。

（5）受伤后伤口处理的措施，描述受伤发生的过程等内容。

消毒供应中心人员职业暴露后，应保存导致伤害的锐器物，以便对暴露源病毒和载量进行检验分析，准确进行暴露评估和预防。

通过报告记录，能够获得有效的治疗、预防，降低人员暴露伤害的风险；报告调查可促使医院感染防控工作得到改进，纠正工作中存在的问题。以下为某三甲综合医院处置流程。

某三甲综合医院发生针刺伤或血液、体液直接暴露后的处理流程

（1）网上上报流程：HIS系统登录—首页—住院侧边菜单—安全（不良）事件填报表：《针刺伤/血液、体液直接暴露上报表》（以下简称《上报表》）—新建—填写—保存并打印。

（2）医院职工如无法登录HIS系统，部分医技医检人员可填写纸质版《上报表》，科室应专人负责，工作时间由科室负责人审核。

（3）科室人员发生职业暴露后，应在发生暴露科室填写《上报表》，由当班负责护士填报，工作时间由护士长审核。

（4）保洁人员应由保洁公司安排专人负责审核，填写纸质版《上报表》。

（5）如需心理咨询，请电话联系医院感染管理部，安排心理咨询事宜。

（6）职工服务办公室进行资料收集、电话追踪和随访。

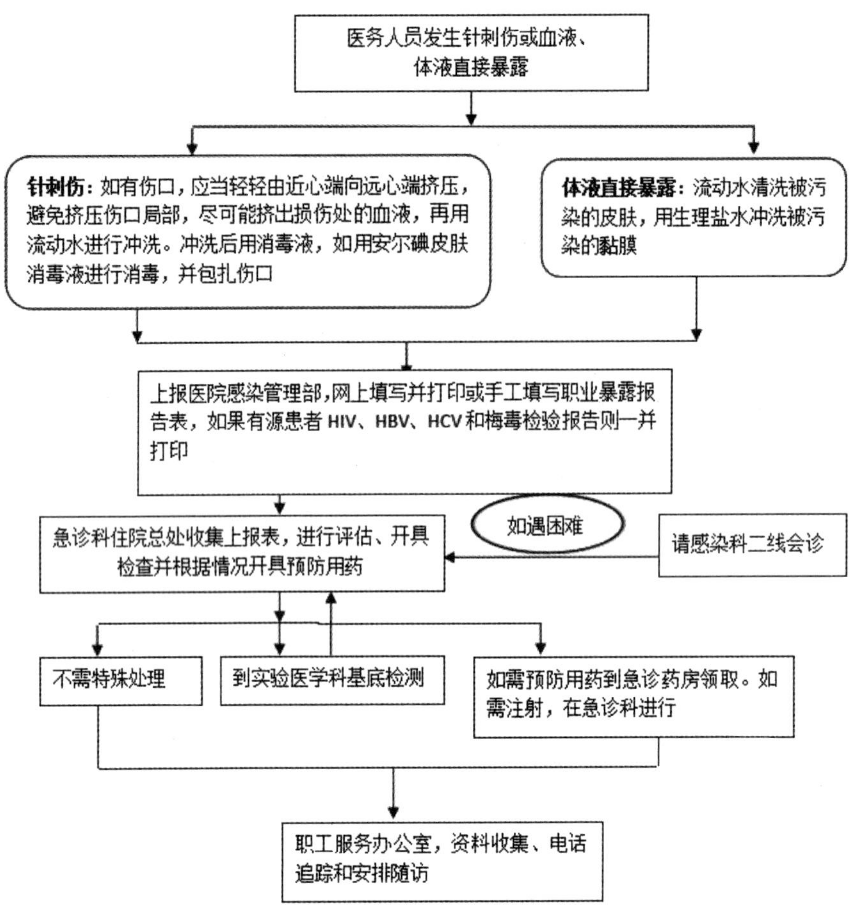

图 10-1 发生针刺伤或血液、体液直接暴露处理流程示意图

四、锐器伤预防

（1）暴露后及时进行锐器伤口的局部处理。

（2）暴露于乙型肝炎病毒感染者，初步处理之后要抽血做乙肝的相关检查：HBV-DNA、HBsAg、抗 -HBs、HBeAg、抗 -HBe、抗 -HBc 和肝功能，酌情在 3 个月和 6 个月内复查。

①特殊处理：已知暴露者 HBsAg 阳性或抗 -HBs 阳性，则可不予特殊处理，如抗 -HBs 滴度低（<10mIU/mL），需加强注射乙肝疫苗 1 次（5ug）。

②已知暴露者 HBsAg 和抗 -HBs 均阴性，尽快给暴露者肌肉注射乙肝免疫球蛋白（HBIg）200U 和乙肝疫苗，乙肝疫苗接种期间按第 0—1—2—12 月执行，并分别在暴露后即刻、4 周、8 周、12 周检测乙肝两对半，发现异常情况尽快报告预防保健科。

③不明确暴露者 HBsAg 阳性或抗 -HBs 是否阳性，立即抽血检验核心 HBsAg 和抗 -HBs，并尽快给暴露者肌肉注射乙肝免疫球蛋白（HBIg）200U，并根据检验结果参照上述原则进行下一步处理。

（3）暴露于丙型肝炎（HCV）病毒感染者，初步处理之后要抽血做丙肝的相关检查。

①如明确暴露源（患者）为 HCV 感染者（ 抗 -HCV 阳性、HCV-RNA 阳性），建议暴露后医务人员立即进行抗 -HCV 检测，留取抗 -HCV 本底资料。

②若此时医务人员抗 -HCV 为阳性，应进一步检测 HCV-RNA，HCV-RNA 阳性者建议进行干扰素 + 利巴韦林的标准抗病毒治疗。

③若此时医务人员抗 -HCV 为阴性，于暴露后 12 周再次检测抗 -HCV，此时抗 -HCV 阳性者进一步检测 HCV-RNA，HCV-RNA 阳性者建议进行干扰素抗病毒治疗；HCV-RNA 阴性者于暴露后 24 周监测抗 -HCV 和 ALT，并进行跟踪管理。

④暴露于丙肝（HCV）病毒感染者，目前没有适用于丙型肝炎的暴露后治疗，但应检查血清转化。

（4）暴露于梅毒（TP）病毒感染者，初步处理之后要抽血做梅毒的相关检查。

①若暴露源（患者）RPR（或 VDRL）呈现阳性，应加做 TPHA 确认，若仍为阳性，感染者应尽早接受青霉素药物治疗，越早治疗，感染梅毒的概率越低。梅毒暴露后的预防，推荐长效青霉素 240 万单位，每周一次，每侧臀部肌肉注射 120 万单位 / 次，连续注射两周。对青霉素过敏者可选用红霉素等。停药后 1 个月、3 个月进行梅毒抗体检测。

②若患者 TPHA 为阴性，感染者仍须定期追踪。

（5）暴露于艾滋病（HIV）病毒感染者，按照（卫医发〔2004〕108 号）《医务人员艾滋病病毒职业暴露防护工作指导原则（试行）》（以下简称《指导原则》）的规定进行处理。

①《指导原则》第十二条规定，根据暴露级别和暴露源病毒载量水平对发生艾滋病病毒职业暴露的人员实施预防性药物方案。

②预防性用药应在发生艾滋病病毒职业暴露后尽早开始，最好在 4 小时之内实施，最迟不得超过 24 小时。即使超过 24 小时，也应当实施预防性用药。

预防性用药方案分为基本用药程序和强化用药程序。基本用药程序：两种逆转录酶抑制剂，使用常规治疗剂量，连续服用 28 天。如双汰芝（AZT 与 3TC 联合制剂）300mg/ 次，每日 2 次，连续服用 28 天或参考抗病毒治疗指导方案。强化用药程序：强化用药程序是在基本用药程序的基础上，同时增加一种蛋白酶抑制剂，如佳息患或利托那韦，均使用常规治疗剂量，连续服用 28 天。

③暴露者应分别在暴露后即刻、6 周、12 周、6 个月、12 个月对 HIV 抗体进行检测，观察变化。

五、锐器伤后随访

医务人员发生职业暴露后，应由医院相关管理部门进行随访和咨询。随访与咨询的内容包括：

（1）乙型肝炎（HBV）暴露后，3 个月、6 个月时应检测抗 –HBs；

（2）丙型肝炎（HCV）暴露后，4 个月、6 个月时，复查抗 –HCV 和肝功能；

（3）梅毒暴露后停药 1 个月、3 个月时，进行血清检测 USR；

（4）艾滋病（HIV）暴露后 4 周、8 周、12 周及 6 个月，查抗 –HIV，随访咨询持续 1 年以上。

消毒供应中心工作是复杂而细致的，污染器械回收、分类、清洗和器械检查、装配的操作中都有可能发生职业暴露与伤害。大部分意外源于疏忽、草率或者缺乏防范风险意识，只有规范操作流程，注意操作中的安全细节，严格按照标准预防，尽可能地提前采取措施，才能避免感染风险及危害。从根源杜绝护理安全（不良）事件发生。如果发生职业暴露，应立即按照职业暴露处理流程来处理，将伤害降到最低。

第十一章 信息及数据安全管理

师庆科　高敏　陈滢倖

2009年，原国家卫生部发布了《医院消毒供应中心管理规范》《医院消毒供应中心清洗消毒及灭菌技术操作规范》和《医院消毒供应中心清洗消毒及灭菌效果监测标准》。上述规范标准，对所有复用器械及物品在回收、清洗、消毒、灭菌、供应的整个过程中，从质量追溯制度的建立、质量控制过程相关记录的完善以及供应物品的安全保障等方面提出了明确要求。在此基础上，由于过去人为手工记录的各种单据可能存在误差、遗失及流转污染等情况，逐步开始有大型医院着手利用信息化技术和现代化计算机网络技术，建设消毒供应中心信息追溯系统，并构建覆盖消毒供应中心及手术室的综合业务网络，来实现消毒供应中心复用器械及物品的追溯和质量控制管理。

第一节　消毒供应中心信息追溯系统

一、信息追溯系统构建

信息追溯系统的构建将使用者的日常工作从人工操作转变为系统操作，应遵循以人为本的核心思想，系统设计应着重于操作简单、界面简洁和人性化，而非一味地注重系统功能的设计。系统在总体架构方面应与医院消毒供应中心业务流程和管理需求完全一致，应该体现供应室最基本的需求，符合国家相关规范化要求。系统总体结构如图 11–1 所示。

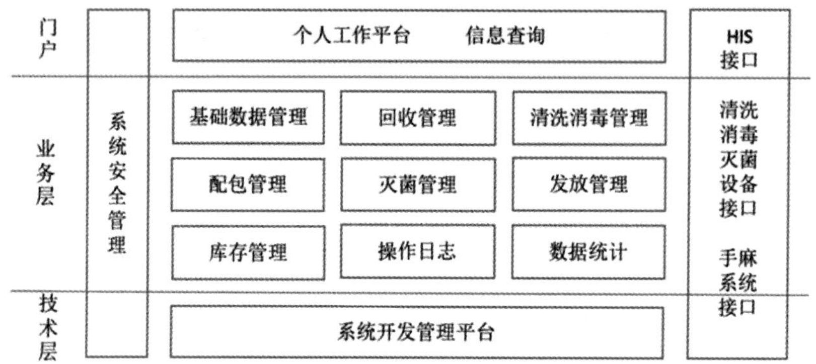

图 11–1 信息追溯系统总体结构

门户是为完成基本业务层的系统而建立，也是内部统一的服务平台，包括个人工作平台、信息查询等部分。

业务层是本系统的核心部分，是消毒供应中心进行具体的业务操作和管理的软件部分，主要包括基础数据管理、回收管理、清洗消毒管理、配包管理、灭菌管理、发放管理、库存管理等操作过程。

技术层系统开发管理平台，其中系统安全管理和各业务系统对接，如与内部 HIS 系统、清洗消毒灭菌设备、手麻系统的整合对接。

（一）软件系统架构

消毒供应中心信息追溯系统采用 C/S（客户端 / 服务器）或 B/S（浏览器 / 服务器）架构或者 C/S 及 B/S 相结合的方式。

C/S 架构，是一种早期软件开发较为常用的体系结构，通过合理分配任务到客户端和服务器端，降低系统通讯开销，合理利用两端设备资源，提高工作效率。

B/S 架构，是网络业务兴起后的一种网络架构模式，客户端最主要的应用软件是 WEB 浏览器，从而统一了客户端，将实现系统功能的核心集中到服务器上，可降低客户端电脑负载，减少系统维护与升级的成本和工作量，最终降低用户的总体成本。

（二）服务器

服务器端可为一台服务器，也可分为数据库服务器和应用服务器，用户端与应用服务器交互实现数据录入与展示，再由应用服务器组件与数据库服务器交互实现数据的存储和提取。服务器可使用实体服务器，也可使用云计算资源划分虚拟服务器。

二、信息追溯系统工作模式及功能

消毒供应中心信息追溯系统需具备管理功能和追溯功能，需针对无菌物品回收、清洗、消毒、配包、灭菌、发放、使用的所有环节建立闭环追溯管理体系。同时建立报表统计模块，做到数据实时监控，使消毒供应中心的工作更加标准化、科学化、规范化。

（一）工作模式

1. 唯一识别标识管理模式

消毒供应中心信息追溯系统操作流程采用唯一识别标识管理模式，而唯一识别标识又分条形码、二维码和 RFID 标签。条形码和二维码只能单件扫描，主要用于对器械包的管理；RFID 标签可批量扫描，但成本较高，主要用于对单品器械的精细化管理。有条件的医院也可采用 RFID 标签与条形码、二维码相结合的方式，工作人员可用扫描枪扫描唯一识别标识进行操作，减少手工输入，降低交叉感染的风险。

2.“电脑 + 手持移动终端”操作模式

采用“电脑 + 手持移动终端”的操作模式，能够完成所有的业务流程，消毒供应中心每个工作流程部分配置相应的电脑客户端。同时，工作人员可以用手持移动终端去手术室回收器械包，当器械包内的器械丢失时，可以用手持移动终端拍照记录，并进行消毒包回收。

（二）信息追溯

1. 无菌包信息追溯

消毒供应中心处理的无菌包设置了唯一识别标识，通过唯一识别标识，可追溯包括回收、清洗、消毒、配包、灭菌、发放和使用在内的整个无菌包生命周期，进而实现了反向追溯清洗、灭菌批次，支持查看同一批次其他的无菌包信息。追溯记录需具备真实性和及时性，错误录入更正需要权限并需留有痕迹，记录的关键信息内容包括：操作人、操作流程、操作时间、操作内容等。

2. 患者信息追溯

系统可通过患者的唯一识别码（患者登记号）追溯患者就诊期间所使用的无菌包及包内器械物品信息。

3. 设备信息追溯

清洗消毒器、灭菌器等设备均与信息追溯系统实现信息对接，在信息追溯系统中，可实时获取设备运行参数，进而对设备的运行情况进行监控，支持动态显示及智能预警；运用强制性时间限制，对灭菌设备未按要求进行监测时，不能进行后续的配包审核及使用。通过设备锅号、锅次、批次可追溯设备运行时清洗、消毒、灭菌的器械及无菌包信息，并对清洗、灭菌监测的原始资料进行长期保存。

（三）流程管理

1. 回收管理

回收管理的对象是消毒供应中心接收的所有物品，支持拼音首字母、物品类型、分类码和名称等形式查找物品包；系统中可展现包内器械明细、包图片，实现了对回收批次器械的统计，对回收器械的损坏、丢失等异常情况的登记；在出现丢失无菌包唯一识别标识的情况时，可进行人工登记操作，也可通过关联使用患者信息，追溯到丢失的无菌包唯一识别标识，实现回收；工作人员也可以使用手持移动终端拍照记录回收物品，进行回收。

2. 清洗消毒管理

清洗消毒管理支持物品清洗智能分类提示，每批次记录清洗消毒环节所有信息，包含清洗责任人、篮筐编号、清洗器编号、清洗程序、清洗开始时间和结束时间、清洗步骤及每个步骤的液体使用量、A_0 值等信息，支持双人审核机制，限制审核时间，记录异常及处理结果。清洗效果判断时，可选择全部不合格、部分合格和全部合格，部分合格的情况可选择其中某一件不合格器械的不合格原因，并对不合格的器械进行二次清洗。

3. 配包管理

信息追溯系统会记录配包环节的操作信息，如配包人员、配包时间、灭菌包标识、包装属性、包内器械清单、灭菌日期、失效日期以及审核人、审核时间等。在系统中显示包内器械图片、关联网篮信息，根据科室预订量，系统自动统计需要配包的数量；同类包的配包数量可自行选择，未完成的配包任务会一直停留在配包界面中。

4. 灭菌管理

每批次关联记录灭菌环节所有信息，包含灭菌责任人、灭菌设备、开始时间、结束时间、灭菌程序等，支持灭菌操作规范提醒，支持双人审核机制，记录异常及处理结果。灭菌时，系统会提醒该灭菌设备当日是否做过 B-D 测试，如未做，不可以进行消毒包灭菌；可以记录 B-D 测试不合格的原因，并填写改进措施。扫描植入物的无菌包时，会提示工作人员需进行生物监测；灭菌物品与灭菌方式进行关联，若灭菌方式错误，则会提示不能进行灭菌。

5. 发放管理

根据各科室无菌包预订量进行无菌包发放，扫描科室唯一识别标识，系统自动显示需要发放的科室名称及无菌包名称、数量；未能发放的无菌包会显示自动转下次发放。

（四）库存管理

1. 无菌物品出入库

根据不同包的类别，系统可对不同种类的消毒包进行类别划分，每个类别有不同的管理级别要求。对于消毒供应中心已灭菌并且灭菌审核合格的无菌物品，系统会自动存储至供应中心无菌库，已发放的无菌物品将自动出库至手术室或者临床科室。

2. 有效期管理

各科室人员可登录系统，查看库存内的无菌物品信息，包括名称、生产日期、失效日期等。对于未过期、即将过期、已经过期的无菌物品，系统将进行颜色区分。对无菌物品的有效期可进行预警设置，在到达预警时间时，每次登录系统，系统将自动提示距离失效日期在预警值内的所有无菌物品，包括名称、生产日期、失效日期，工作人员根据提示寻找到该包，优先进行使用或者在信息追溯系统中召回。

（五）数据统计

信息追溯系统具有数据统计分析功能，管理者可实时监控科内员工的工作完成情况、消毒包所处的状态、所在的科室、设备运行情况、临床使用科室关联状态、科室支出等。科学、准确地进行统计分析，便于管理者对科室工作进行精细化管理，提高管理效率。

1. 设备运行状况统计

系统可记录清洗设备及灭菌设备的运行情况，方便管理者对所有设备进行监控。

2. 清洗质量不合格统计

系统可统计一定时间内清洗机清洗不合格的数据，记录不合格器械名称、清洗机、清洗篮筐、不合格数量、不合格原因及处理建议，便于科室持续改善工作质量。

3. 灭菌监测状况统计

系统可对一定时间内灭菌锅次进行灭菌质量监测，便于监控灭菌质量监测的情况。

4. 消毒包状况统计

系统可统计现有包的所处状态及流转日志，实时监控院内消毒包分布情况及流转率。

5. 人员工作量统计

系统可统计每人、每岗位、每月的工作时长、工作量，为科室绩效管理提供真实有效的依据，便于管理者评估科室人员工作量。

6. 科室支出统计

统计一定时间内，各使用科室在消毒供应中心使用的物品明细及费用，便于进行科室成本核算。

第二节　信息系统安全与维护

为对系统进行安全防护，需从数据层面、网络层面和管理层面来进行综合管控，三个层面缺一不可。

一、数据层面

数据层面的安全涉及数据丢失和数据使用两方面内容。

数据丢失包含存储系统硬件导致的数据丢失（物理错误）和应用程序、病毒、人为误操作导致的数据丢失（逻辑错误）两种情况。针对这两种情况：一是搭建存储虚拟化平台，对存储池进行规划，整合存储空间资源和性能资源，发挥存储设备效能；二是建立数据备份恢复机制，基于备份恢复来进行数据保护，用于应急恢复。

在数据使用方面，可建立相应的数据库审计来追踪使用行为，从而防止数据泄露，保护医院权益。

二、网络层面

为对网络终端设备和网络边界进行安全防护，涉及多种网络安全管理工具。

（一）防火墙

防火墙技术主要是对外部网络与被保护网络之间进行进出管控。它是外部网络与被保护网络之间的一道屏障，通过安全策略的严格制定，对内部网络与外界连接处实施网络隔离与访问控制。防火墙可进行网络访问控制，使系统按照来访者 IP 地址区分用户，并对来访者进行身份验证，对用户可访问的网络资源和允许访问的时间与日期进行控制，禁止非法用户进入内部系统。防火墙可有效阻截现有各种网络攻击手段。总之，根据各种过滤规则来判断网络数据是否能够通过防火墙，既防止外来入侵，也阻止医院内部重要信息的泄露。

（二）防病毒网关

防病毒网关是一种网络设备，其功能主要体现在病毒杀除、关键字过滤、垃圾邮件阻止等方面。对于医院网络，安全系统的首要任务就是阻止病毒通过电子邮件与附件入侵。现代的威胁已经不单是一个病毒，经常伴有恶意程序、黑客攻击以及垃圾邮件等多种威胁。防病毒网关作为医院网络连接到互联网的关口，从安全角度来看，对网关防护得当，可避免病毒和恶意代码从网关进入医院内网。

（三）虚拟局域网（VLAN）

虚拟局域网（VLAN）是一组逻辑上的设备和用户，这些设备和用户并不受物理位置的限制，可根据功能、部门及应用等因素将它们组织起来。VLAN 技术将网络划分为多个广播域，可以有效控制广播风暴的发生，使网络的拓扑结构变得更加灵活，可控制网络中各站点间的相互访问，用以抵御医院网络内部的侵袭，提高网络安全性。

（四）堡垒机

堡垒机功能上综合了核心系统运维和安全审计管控两大主干功能；从技术实现上讲，在服务器运维时，通过切断终端计算机对网络和服务器资源的直接访问，而采用协议代理的方式，接管了终端计算机对网络和服务器的访问。运维安全审计能够拦截非法访问及恶意攻击，对不合法命令进行命令阻断，过滤掉所有对目标设备的非法访问行为，并对内部人员误操作和非法操作进行审计监控，以便事后责任追踪。

三、管理层面

建立健全的医院信息安全制度，在保证信息网络的正常运行和健康发展中起到关键作用。遵循信息安全等级保护制度，有利于突出重点，加强对基础信息网络和重要信息系统的安全保护和管理监督；有利于明确安全责任，强化监管职能，落实各项安全建设和安全管理措施；有利于采取系统规范、经济有效、科学合理的管理和技术保障措施，提高整体安全保护水平。根据国家相关要求，逐步建立和完善信息网络系统管理、安全保护、运行维护、人员培训等一系列制度；建立医院、职能科室、应用科室三级信息管理网络体系，分职责、分层次、分重点进行管理，并且制定网络故障应急处置预案。在完善制度规范的同时，执行和落实制度，使制度作用得到充分发挥，保障信息安全和信息系统安全正常运行，进而保障各部门的职能与业务工作能够有条不紊地开展。

参考文献

何倩，周晓丽，黄浩，等．西部地区 232 家医院消毒供应中心管理现状调查［J］．中国消毒学杂志，2018，35（7）：550-552.

第十二章 清洗、消毒、灭菌操作及效果监测

方玲　刘俐　胡静　周晓英

消毒供应中心是医院消毒灭菌系统中的核心科室，是重复使用的无菌物品供应周转的物流中心，是临床医疗服务的重要保障部门。消毒供应中心也是病原微生物最集中的地方，作为全院无菌物品供应部门，如果流程质量控制出现问题，易造成消毒灭菌失败，形成物品间的交叉感染，引发医院感染，严重时甚至会危害患者生命安全。因此规范的清洗、消毒、灭菌操作是消毒供应中心质量工作的重点，本章针对手工清洗、机械清洗、化学消毒法、物理消毒法、高温灭菌及低温灭菌的标准化操作以及效果监测方法进行统一阐述。

第一节　清洗的标准化操作及效果监测

清洗是去除医疗器械、器具和物品上污物的全过程。清洗方法包括手工清洗和机械清洗，应根据器械材质与类别选择相应的清洗方法。

一、手工清洗标准化操作

（一）作用原理及目的

手工清洗是通过物理或化学方法去除污染物品上的有机物、无机物和微生物，以达到表面无肉眼可见的污物、水迹或锈迹。

（二）适用范围

手工清洗适用于精密、复杂器械的清洗和有机污染较重器械的初步处理，如显微外科器械、管腔器械、外来医疗器械 / 植入物、动力工具、带电源器械等。

（三）操作步骤

1. 操作前准备

操作人员应戴圆帽、口罩、防护面罩或眼镜、双层手套，穿防水罩袍或围裙以及专用防水防穿刺鞋。

2. 冲洗

操作步骤：准备、分类、预处理、打开水龙头、冲洗、控水。

①准备：打开器械关节、阀门；可拆卸的器械拆至最小单位。

②分类：根据器械结构和材质分类，并分别置于清洗篮筐内。

③预处理：将盛放器械的清洗篮筐浸没在配置好的医用清洗剂溶液中 2~5 分钟。

④打开水龙头，调整水流至合适速度。

⑤冲洗：可活动的关节器械在流动水下反复张合冲洗；管腔器械应垂直于流动水下

冲洗，或使用压力水枪冲洗；不能浸水清洗的器械，如电源线、动力工具等，使用浸水的低纤维絮擦布反复擦拭。

⑥控水：冲洗后的器械置于清洗篮筐内控水，以免稀释清洗剂。

3. 洗涤

操作步骤：配液、浸泡、洗涤、超声。

①配液：清洗槽注水量以浸没器械为宜，遵循清洗剂生产厂家说明书的稀释比例配制清洗剂溶液。

②浸泡：将盛放器械的篮筐浸没于多酶清洗剂溶液中 2~5 分钟。管腔器械应倾斜 45° 放入，或者使用灌注器将清洗剂溶液充满管腔。

③洗涤：不同材质的物品遵循相关操作规定进行操作。

表面不光滑类：有螺纹、齿槽、缝隙等，使用清洗刷沿器械螺纹的纹路方向反复刷洗。

关节类：刷洗时将关节充分张开，使用清洗刷沿齿槽纹路方向反复刷洗关节、卡锁等处。

管腔类：选择与管腔直径相匹配的清洗刷贯通管腔，反复刷洗内腔。

平面类：如弯盘、换药碗等，使用低纤维絮擦布在清洗液面下擦洗。

不能浸水类：如电源线、动力工具等不耐湿器械，使用浸有清洗剂的低纤维絮擦布反复擦拭。

④超声：常规刷洗不能达到清洗要求的，可选择超声清洗，但不可使用过度的机械作用力清洗，避免损伤器械。

4. 漂洗

操作步骤：打开水龙头、冲洗、检查。

①打开水龙头，调整水流至合适速度。

②冲洗：可活动的关节器械在流动水下反复张合冲洗；管腔器械应垂直于流动水下

冲刷后，再使用压力水枪冲洗；不能浸水类，如电源线、动力工具等不耐湿器械，使用浸水的低纤维絮擦布反复擦拭。

③检查：漂洗过程中评估器械清洗质量；棉签擦拭关节、缝隙及管腔内壁等难以清洗的部位，如仍有污渍应重复洗涤步骤；有锈迹、水垢的器械需进行除锈处理。

5. 终末漂洗

操作步骤：冲洗和消毒。

①冲洗：将漂洗后的器械在流动的纯化水下反复冲洗；管腔器械应垂直于流动的纯化水下反复冲洗；不能浸水类，如电源线、动力工具等不耐湿器械，使用浸纯化水的低纤维絮擦布反复擦拭。

②消毒：将漂洗后的器械篮筐置于清洁区域，及时进入消毒流程。

6. 器械除锈

（1）操作步骤：配液、浸泡、刷洗、漂洗、润滑、消毒。

①配液：遵循酸性清洗剂生产厂家使用说明书要求配制除锈剂溶液。

②浸泡：将器械浸没于配置好的除锈剂溶液中 5~10 分钟，锈迹严重可延长浸泡时间。

③刷洗：在液面下使用软毛刷顺着器械纹路刷洗生锈部位。

④漂洗：在流动的纯化水下使用清洗刷将关节、卡口和齿槽部位仔细刷洗彻底。

⑤润滑：漂洗完成后使用水溶性润滑剂对器械进行保养，关节不灵活的器械要浸在润滑剂溶液中张合数次，直至灵活。

⑥消毒：将润滑后的器械置于清洁区域，及时进入消毒流程。

（2）注意事项。

①酸性清洗剂只适用于不锈钢材质的手术器械、推车、托盘和清洗槽等，不可用于铝制、铜制或银制器械，如气管切开管、子宫探子、扩张器等。

②选择对器械无腐蚀作用的医用级弱酸性清洗剂。

③除锈剂溶液的稀释比例和使用方法遵循厂家产品说明书进行操作。

④除锈剂溶液温度控制在 50℃ ~80℃，此范围内温度越高效果越好。

⑤器械除锈时应戴防烫伤手套。

⑥刷洗力度适宜，锈迹严重的器械需重复浸泡和刷洗数次，直到器械不返锈为止。

⑦除锈完成之后必须重视漂洗和润滑步骤。

⑧选择医用级水溶性润滑剂，使用方法遵循生产厂家说明书。

⑨不锈钢镀层已严重脱落或者影响器械功能性的器械应及时淘汰。

（四）注意事项

（1）清洗操作前应做好个人防护。

（2）清洗用具、清洗槽等应每天清洁与消毒。

（3）清洗过程中发现手套破损应及时洗手后更换。

（4）去污区工作人员应熟练掌握各类器械的结构和拆卸方法。

（5）选择符合国家相关标准和规定的医用级清洗耗材产品。

二、机械清洗标准化操作及效果监测

（一）超声清洗机标准化操作及效果监测

1. 超声清洗机标准化操作

（1）适用范围：适用于精密复杂的不锈钢器械和硬塑料器械（弹性器械除外）的洗涤。

（2）操作步骤：开机检查、加液、调频、排气、清洗、取件及停机。

①开机检查：开机前检查电源，供水设备是否正常。

②加液：按照要求加入适量的水和专用清洗剂，将水温调至适宜温度（40℃ ~45℃）。

③调频：打开电源总开关，调整频率到合适范围（低频适用于普通器械和器皿，高频适用于精密器械）。

④排气：空载运行 5~10 分钟以排除空气。

⑤清洗：调整合适超声时间，打开器械关节和卡锁，器械浸泡在溶液 3 厘米以下；打开超声开关开始超声清洗。

⑥取件：超声清洗完毕后，取出器械。

⑦停机：完成清洗后停止所有功能，然后关闭电源开关；长期不用时应关闭总电源开关。

（3）注意事项。

①超声清洗机达到预定水位后盖上盖子，再开始排气。

②乌木、塑料、软木、玻璃、木材、铬制品和橡胶不应放置在超声清洗机中清洗。

③尽量避免带有胶水或混合体、小螺丝的器械在超声清洗机中清洗。

④不应将不锈钢器械和铝、黄铜、紫铜混杂在一起清洗。

⑤超声清洗前应先在流动水下初步除去污染物，以免大量污染物的存在吸收超声波能量，影响超声效果。

⑥管腔器械超声时应使内腔注满水。

⑦使用水溶性清洗剂并一洗一换。

⑧每次清洗工作槽时与加热管一起清洗。

⑨超声时间不宜超过 10 分钟，避免造成器械磨损。

⑩ 清洗时盖好超声清洗机盖子，防止产生气溶胶。

⑪ 用超声清洗器械时，一定要放在带孔的专用篮筐中。

⑫ 超声清洗时物品装载篮筐不得触及槽底。

⑬ 物品装载不应过多，以免影响超声清洗质量。

⑭ 装载篮筐内不应垫硅胶垫，以免影响超声效果。

⑮ 超声波清洗机电源及电热水器电源必须有良好接地装置。

⑯ 超声波清洗机严禁无清洗液开机，即清洗槽内没有加一定数量的清洗剂时不得打

开超声波清洗机。

⑰ 严禁用重物（如铁件）撞击清洗槽底部或者四周，以免能量转换器晶片受损。

⑱ 超声清洗操作应遵循厂家使用说明或者指导手册。

2. 超声清洗机清洗效果的监测

（1）超声能量瓶。

①作用原理：使用超声能量瓶，根据超声清洗机和超声能量瓶的说明书检测超声清洗机超声波能量传递的强弱，以此判断超声机稳定性是否达到预期目的，从而保证清洗质量。

②操作步骤：开机检查、加液、调频、排气、检测、读取及停机。

检测：根据说明书将超声能量瓶放置在超声清洗机中。

读取：超声清洗完毕后，取出超声能量瓶，查看结果。

停机：完成测试后停止所有功能，然后关闭电源开关，长期不用时应关闭总电源开关。

③注意事项：验证测试频率，新安装、大修后进行测试或例行测试；每周测试一次。

（2）铝箔纸。

①作用原理：使用铝箔纸检测超声清洗机超声波能量分布情况和传递的强弱，以此判断超声清洗机的清洗效果，从而保证清洗质量。

②操作步骤：开机检查、加液、调频、排气、检测、读取、记录结果及停机。

检测：铝箔纸沿超声清洗机槽内对角线，垂直液面放入超声清洗机内部，并固定距离超声机底部在10毫米以内。

读取：超声清洗完毕后，取出铝箔纸，观察超声穿孔是否均匀。

记录结果：找出冷点，记录铝箔纸测试结果。

合格要求：穿孔均匀一致，若出现＞1平方英寸（$6.45cm^2$）的空白位置则为冷点。

③注意事项：铝箔纸和超声清洗机内部大小合适；铝箔纸厚度≥0.025mm；铝箔纸

距离超声机底部在 10 毫米以内，但不接触底部；测试完成后及时清理超声清洗机。

（3）载玻片。

①作用原理：使用毛玻片检测超声清洗机超声波能量传递的强弱，以此判断超声清洗机的清洗效果，从而保证超声清洗质量。

②操作步骤：开机检查、加液、调频、排气、检测、读取、记录结果及停机。

检测：使用 HB 铅笔涂抹在毛玻片上，将毛玻片放在篮筐中，并随篮筐一起放入超声清洗机中清洗 。

读取：规定时间内超声清洗完毕后，取出毛玻片，观察毛玻片是否清洗干净。

记录结果：记录毛玻片测试结果。

③注意事项：每周测试一次，具体测试方法遵循厂家说明书。

（二）清洗消毒器标准化操作及效果监测

1. 清洗消毒器标准化操作

（1）作用原理：机械清洗是指通过操作机械自动清洗机或超声自动清洗机，通过预洗、主洗、漂洗及干燥等几个阶段完成整个清洗过程。

（2）适用范围：机械清洗适用于大部分常规耐热、耐湿器械的清洗。

（3）操作步骤：开机检查、物品装载（卸载）、机械清洗、确认。

①开机检查：每日设备运行前检查确认水、电、蒸汽、压缩空气达到设备的工作条件；医用清洗剂的储量充足；舱门开启应达到设定位置，密封圈完整；清洗的旋转臂转动灵活；喷淋孔无堵塞；清洗架进出轨道无阻碍；检查设备的内舱壁、排水网筛、排水槽等有无污物。

②物品装载：根据器械类型使用专用清洗架和配件装载；将装有物品的清洗架推入清洗消毒器中；观察有无物品掉落；完全推入后检查各个清洗旋转臂的转动情况，不应受到器械、器具和物品的阻碍。

③机械清洗：关闭清洗机舱门，确认舱门锁定；选择合适的程序，按下开始键开始运行；观察设备运行中的状态，其清洗旋转臂工作应正常，排水应通畅。

④确认：设备运行结束，应确保清洗消毒程序的有效性，观察程序的打印记录并留存。

⑤物品卸载：清洗完成后打开舱门，带好耐热手套，取出清洗架。

（4）注意事项。

①被清洗的器械、器具和物品应充分接触水流。

②器械所有轴节均应打开，方向一致，放置于器械框内，器械不能超出器械筐，避免影响转臂运行。

③有螺钉及螺帽等零部件的器械均需拧紧。

④管腔类器械使用专门清洗架。

⑤精密仪器器械和锐利器械应固定放置。

⑥冲洗、洗涤、漂洗时应使用软水。冲洗阶段水温应低于 45℃。

⑦终末漂洗：纯水电导率应小于等于 15us/cm（25℃）。

⑧终末漂洗程序中宜对需要润滑的器械使用医用润滑剂。

⑨应根据清洗需要选择适宜的医用清洗剂，定期检查清洗剂用量是否准确。

⑩ 每日清洗结束时，应清理舱内杂物，并做清洁处理，应定期做好清洗消毒器的保养。

⑪ 各类器械、器具和物品清洗程序的设置应遵循生产厂家的使用说明或指导手册。

2. 清洗消毒器清洗效果的监测

（1）标准模拟测试物。

作用原理：通过标准的模拟测试物，监测全自动清洗消毒器内清洗过程中不同参数设置下的清洗质量，保障清洗消毒器的清洗效果。

适用范围：适用于全自动清洗消毒器内湿热消毒性能测试。

操作步骤要求如下。

①取出检测物，将清洗效果指示卡置于清洗篮筐中。

②将清洗篮筐置于清洗架上，放入清洗消毒器中，与器械一起清洗。

③执行日常使用程序。

④清洗程序结束后，取出清洗效果测试卡。

⑤观察清洗效果指示卡上是否有残留印记，判断结果。

注意事项要求如下。

①清洗效果测试卡不可重复使用。

②不可用手直接接触测试卡上的模拟污染物。

③成品模拟指示物应注意避光保存。

④遵循生产厂家的使用说明或指导手册。

（2）热力消毒性能测试卡。

作用原理：通过热力消毒性能测试卡上涂有绿色反应油墨并单面覆盖绿色指示物颜色的转变，定期监测全自动清洗消毒器内湿热消毒过程中设置的温度与时间参数是否达标，确保消毒的有效性，保障清洗消毒的质量。

适用范围：适用于全自动清洗消毒器内湿热消毒性能测试，不适用于蒸汽灭菌、环氧乙烷灭菌、干热灭菌或其他灭菌方式。

操作步骤要求如下。

①根据全自动清洗消毒器设定的 A_0 值要求，选择合适的热力消毒性能测试卡。

②将热力消毒性能测试卡放置在配套的不锈钢卡托内。

③将插有热力消毒性能测试卡的卡托连同待消毒的物品放置在清洗托盘内。

④运行程序结束后，取出热力消毒性能测试卡。

⑤参照对照表，观察、分析热力消毒性能测试卡的变色结果，当反应油墨由初始色变为参考色时，指示达到预设消毒条件；如未变为参考色，则指示未达到预设消毒条件，

需再次进行消毒。

⑥记录监测结果。

注意事项要求如下。

①建议每批次使用热力消毒性能测试卡。

②热力消毒性能测试卡不可重复使用。

③不可用手直接接触测试卡上的模拟污染物。

④遵循生产厂家的使用说明或指导手册。

三、器械清洗效果监测

（一）目测法

1. 作用原理及目的

通过肉眼裸视或者结合带光源放大镜检查清洗后器械表面关节及齿牙处是否光洁，有无血渍、污渍、水垢等残留物质和锈斑，及时发现清洗不合格器械，从而保证器械清洗质量。

2. 操作步骤

（1）不带关节平面类器械通过目测观察表面、缝隙、卷边，有无血渍、污渍、水垢、锈斑及其他残留。

（2）带关节类器械充分打开。

（3）检查器械表面、关节面、螺纹区域、铰链处组合连接部，有无血渍、污渍、水垢、锈斑及其他残留。

（4）管腔器械腔内用湿棉签擦拭内腔，后通过目测棉签上颜色变化，检查管腔器械是否清洁。

（5）管腔器械使用大小适宜的白色通条穿过管腔，目测观察白色通条上有无明显颜色变化，从而检查管腔器械是否清洁。

（6）管腔器械使用白纱布检查法，未干燥的情况下，使用气枪等将管腔内的水吹到洁净的白纱布上，通过目测观察白纱布是否有明显颜色变化，从而判断管腔器械是否清洁。

3. 注意事项

（1）确保检查区域光源充足。

（2）选取放大倍数合适的带光源放大镜。

（3）通过带光源放大镜观察器械时将放大镜调整到合适角度。

（4）进行长时间目测检查，注意眼睛休息和放松，防止视觉疲劳。

（二）蛋白残留量监测

1. 作用原理及目的

复用医疗器械上的污染物主要为血液和蛋白质，且血液中的主要成分为血红蛋白，可通过测定器械上的残留蛋白来评价器械清洗效果，保证器械质量。

2. 操作方法及步骤

（1）茚三酮法。

作用原理：将检测专用棉签球用纯净水润湿，擦拭器械表面及关节等处；采样结束后，将棉签直接放入小瓶中。

操作步骤：结果判读及记录。

①结果判读：15~60 秒内观察检测试剂是否出现颜色变化，有颜色改变则报告为阳性，即不合格。无颜色改变，结果为阴性。

②记录结果：记录下棉签或溶液的颜色和检测的结果。

注意事项要求如下。

①本方法不适用于漂白处理或者最后使用自来水漂洗的手术器械表面蛋白残留检测。

②用前请穿戴好防护用品，请勿将口鼻靠近管口。

③避免接触棉签，防止造成测试不准确。

④不使用过期的物品进行测试。

（2）双缩脲法。

作用原理：蛋白质中有多个肽键，能与试剂中的铜离子发生双缩脲反应，产生紫红色的络合物，且颜色深浅与蛋白质含量的关系在一定范围内呈比率变化。该检测方法通过颜色的变化对物品表面蛋白质残留量进行评估。

操作步骤：棉签涂擦、培养、结果判读及记录。

①棉签涂擦：使用专用的增湿剂在棉签上点 4 滴溶液，然后用力涂擦物品表面。采样结束后，将棉签放回测试管内，用力往下按压，然后快速振荡最少 5 秒。溶液将呈现暗绿色。

②培养：将测试管放入培养容器中进行培养，温度 37℃，时间 45 分钟。

③结果判读：培养 45 分钟结束后，对比测试管上的对照色，于判读时间内根据试管内颜色改变进行判断。

④记录结果：记录下棉签或溶液的结果颜色和检测的结果。

注意事项要求如下。

①使用前请穿戴好防护用品，请勿将口鼻靠近管口。

②避免接触棉签，防止造成测试不准确。

③不使用过期的物品进行测试。

④高浓度的碱性清洁液可能会造成假阴性的结果。

⑤氧化性的消毒剂可以产生假阳性的结果。

⑥检测结果受培养温度和时间的影响。

（3）ATP 三磷酸腺苷监测。

作用原理：ATP 是存在于所有细胞内的一种能量分子，荧光素酶在 Mg^{2+}、ATP、

O_2 的参与下，催化荧光素氧化脱羧，产生激活态的氧化荧光素，并放出光子，产生荧光，荧光强度与 ATP 的量成正比，检测结果间接反映出微生物或有机物的含量。通过 ATP 生物荧光检测技术可检测出残留在器械表面上的体细胞、细菌、血液等污染物，从而对清洗效果和操作环节进行质量控制。

操作步骤：设备启动、棉签涂擦、结果判读及记录。

①启动：开机启动设备，进入自检程序。

②棉签涂擦：从一体化试棒中取出拭子，涂抹器械或物品表面（$100cm^2$、$100cm^2$ 以下取全部）。

③混合取样后将拭子放回原试管，掰断阀芯，挤下试剂并振荡。

④结果判读：将一体化试棒放入仪器内并读数，查看结果是否在合格范围内。

⑤记录结果：记录下棉签或溶液的颜色和检测的结果。

注意事项要求如下。

①为确保结果一致性，请在进行样品检测时总是保持设备直立稳定放置，以确保采样拭棒中的液体试剂始终处于试管的底部。

②反应过程中严禁打开舱盖。

③试剂需要冷藏保存。

第二节　消毒的标准化操作及效果监测

一、消毒标准化操作

（一）作用原理

使用不同的化学消毒剂，杀灭器械和物品表面的细菌和微生物，有效切断传播途径，阻断传染病传播流行途径，提高器械处理流程质量，保证环境及操作人员的安全，防止交叉污染。一般选用醇类消毒剂、含氯消毒剂、酸性氧化电位水等强氧化性化学消毒剂。

（二）操作步骤

（1）选择不耐湿、不耐热材质的器械、物品。

（2）确认消毒剂名称、使用效期和配比浓度。

（3）按照规定的消毒剂浓度和添加量，使用量杯配置。

（4）用化学测试卡进行浓度测试。

（5）将消毒器械放入篮筐中，然后完全浸泡于消毒剂中，盖上盖子。

（6）达到消毒时间后取出篮筐，再进行终末漂洗。

（三）注意事项

（1）管腔器械排出空气，防止空气锁存在。

（2）消毒剂配置量应在容器 3/4 的位置为宜。

（3）放入的器械量不超过容积的 3/4。

（4）消毒后取出时不应用手直接拿取器械，防止皮肤损伤。

二、器械消毒效果监测——微生物培养

作用原理：通过对器械消毒效果检测，判断器械是否达到消毒效果，从而提高器械消毒质量。

操作步骤：操作步骤和方法遵循 GB 15982《医院消毒卫生标准》要求。

注意事项：结果不合格，应从清洗消毒方面查找原因，并进行改进；样品采集和实验室操作过程中严格执行无菌操作，防止污染；设置空白对照。

第三节　灭菌的标准化操作及效果监测

一、大型预真空压力蒸汽灭菌器

（一）标准化操作

1. 适用范围

主要适用于耐热、耐湿诊疗器械、器具和物品的灭菌，包括金属物品、大多数橡胶物品、织物、玻璃器皿及耐高温的硬质塑料物品等，不适用于油类、粉剂等物品的灭菌。

2. 操作步骤

（1）灭菌前准备。每日灭菌工作开始前应进行安全检查。

①灭菌器柜门密封圈平整无损坏。

②柜门安全锁扣灵活、安全有效。

③灭菌器压力表处于“0”的位置。

④由排水口倒入500ml水，无阻塞。

⑤电源、水源、蒸汽、压缩空气等运行条件符合设备要求。

⑥检查安全阀是否在达到规定蒸汽压力时被冲开。

（2）预热。预真空灭菌器应在每日开始灭菌运行前空载进行B-D测试。

①检查B-D试包，确认其完好无损，在有效期内。

②选择B-D测试程序，打开灭菌器门，将B-D测试包置于排气口上方，如一次性B-D测试包应将标签向上放置，关闭灭菌器门。

③按开始键，开始B-D测试，B-D测试完毕按开门键，待压力为“0”时，打开灭菌器门，等气出完再取出B-D测试包，判断测试结果并记录。

（3）灭菌物品装载。

①尽量将同种物品装放在一起灭菌，难灭菌的物品放上层，容易灭菌的物品放下层。

混合物件灭菌时，布类敷料包、管道类放上层，金属类放下层。

②手术器、硬质容器应平放，盆盘、碗类物品应斜放；包内容器开口朝向一致；玻璃瓶等底部无孔的器皿类物品应倒立或侧放；纸袋、纸塑包侧放，且纸塑包侧放时纸面与塑料面接触，避免塑料面与塑料面直接接触，用专用架固定。

③确保包与包之间有一定空隙，利于空气的排出和蒸汽的进入。

④根据灭菌装载物品种类，选择合适的灭菌程序。

（4）灭菌物品卸载。

①卸载灭菌物品前做好手卫生并戴隔热手套。接触无菌物品应使用快速手消毒液消毒双手。

②卸载的无菌物品放于指定区域，冷却时间应不少于 30 分钟。

③每批次应确认灭菌过程合格，包外、包内化学指示五合格；检查有无湿包现象。疑似污染应重新处理。

3. 注意事项

（1）每日设备运行前灭菌操作人员必须认真进行安全检查。

（2）灭菌前遵循说明书对灭菌器进行预热。

（3）每日灭菌运行前，应空载进行 B-D 试验。

（4）灭菌包重量、体积及装载应符合 WS 310.2 的要求；预真空和脉动真空压力蒸汽灭菌器装载量不应超过柜式容积的 90%，同时不应小于柜式容积的 10% 和 5%；灭菌包之间间隔至少 2.5 米，利于蒸汽进入和冷空气排出；装载的包不得碰到灭菌锅；敷料包重量不得超过 5 千克，器械重量不得超过 7 克，常规待灭菌包体积不宜超过 30cm × 30cm × 50cm。

（5）灭菌运行中，灭菌员应坚守工作岗位，严格执行操作规程，密切观察灭菌时温度、压力和时间等灭菌参数及设备运行状况。

（6）灭菌结束后，压力表在蒸汽排尽时应在“0”位；按操作规程进行日常清洁保养，并做好记录。

（7）遵循 WS 310.2 的规定对无菌物品进行卸载、灭菌有效性确认和湿包检查；遵循 WS 310.3 对灭菌效果进行监测。

（8）灭菌员及维修人员在使用、检查、保养和排除故障时，应注意安全防护，防止烫伤等。

（二）灭菌效果的监测

1. 物理监测

目的：通过仪表和记录的曲线图等连续显示，监测灭菌器灭菌时的温度、压力、时间等灭菌参数，判定物品灭菌处理中机械运行状况是否达到灭菌标准规定的条件。

判定结果：温度波动范围在 ±3℃，时间满足灭菌时间要求。

注意事项：物理监测不合格时，所有物品不能灭菌发放。

2. 化学监测

（1）B–D 试验。

目的：监测灭菌器内冷空气的排除，通过其颜色变化进行情况判断。

操作步骤：将 B–D 试验包放于灭菌架底层、近排气口处上方，经过一个灭菌周期后，取出观察结果。

判定结果：指示物颜色均匀为合格，不均匀说明有残留空气，测试为不合格。

注意事项：B–D 试验只适用于预真空、脉动真空压力蒸汽灭菌器，每天灭菌前应进行测试；新安装或维修后的机器要连续进行 B–D 监测 3 次，合格后才能使用。

（2）包外化学指示物。

目的：说明物品包是否经过灭菌处理。

注意事项：包外化学指示物变色不合格的包，不能发放和使用。

（3）包内化学指示物。

目的：灭菌包在灭菌过程中的温度、时间、压力达到饱和，为使用者提供快速判定灭菌效果的方法。

操作步骤：经过一个灭菌周期后，打开灭菌包取出指示物，观察指示物的变色情况。

判定结果：指示物变色均匀、与对照区一致为合格。变色未达到要求为不合格。

注意事项：包内化学指示物判定不合格的灭菌包不能使用。

3. 生物监测

目的：用抗力较强的生物指示物进行灭菌试验的监测方法，以判定灭菌质量是否合格，是最可靠的灭菌效果监测方法。

操作步骤：每周进行生物监测 1 次，将测试包放入灭菌架底层、近排气口处，经过一个灭菌周期，取出指示剂根据说明进行培养。

判定结果：阴性为合格，阳性为不合格。

注意事项要求如下。

（1）生物监测不合格时，必须停止使用灭菌器。

（2）植入物与外来器械必须进行生物监测。

（3）如果一天内进行多次生物监测，且生物指示剂为同一批号，可只设一次阳性对照。

（4）紧急情况灭菌植入物器械时，可在生物 PCD 中加入五类化学指示物；五类化学指示物合格可作为提前放行依据，生物监测结果应及时通知使用部门。

（5）以上各种监测方法均要有详细记录，有操作员和质检员签名，记录保存 3 年。

二、低温甲醛蒸汽灭菌标准化操作及灭菌监测方法

（一）低温甲醛蒸汽灭菌器标准化操作

1. 适用范围

低温蒸汽甲醛灭菌技术可处理绝大多数的手术器械，例如各种内镜（腹腔镜、支气管镜、结肠镜、胃镜、十二指肠镜、胆道镜、喉镜等）、所有眼科手术使用的热敏器械，塑料制品及动力器械等。60℃可灭菌器械包括：各种软镜及其附件、电刀、超声乳化器、硬膜外导管、双极电缆、探头、胸骨锯、活检瓶、X 射线覆盖物、软骨刀、长窄管腔等。78℃可灭菌器械包括：各种硬镜及其附件、微创手术器械、眼科器械、ECG 和电极线，动力器械及电池、光导纤维等。不能对油剂、粉剂、液体灭菌。

2. 操作步骤

低温蒸汽甲醛灭菌器灭菌程序可分为60℃、78℃两种温度，使用2%浓度甲醛灭菌液。

（1）灭菌前准备。在每天开始工作前开机预热机器，需要提前 3~10 分钟开机预热；进入程序后，选择需要的 60℃或者 78℃灭菌程序。

（2）灭菌器装载。当灭菌器预热结束，就可以装载灭菌包；灭菌物品应松散地放置在篮筐中；最大盛放量不能超过篮筐体积的 75%；每个篮筐的装载重量不超过 3.5 千克（不包含篮筐自身重量 2.5 千克）；器械包应竖放或斜放，纸塑包装物品侧放。

（3）灭菌循环的主要步骤（60℃程序，全循环时间为 3.5 小时；78℃程序，全循环时间为 2 小时）。

①启动灭菌器后，在预热阶段，蒸发器将进行清洗，大约 2 分钟。

②初始真空阶段：灭菌器灭菌舱内抽真空。

③脉动真空，注入甲醛蒸汽：此程序帮助抽出灭菌材料中的空气，并将甲醛蒸汽穿透至灭菌材料内。

④维持时间：在此阶段，蒸汽、甲醛含量和压力在预定的时间内维持在恒定水平，

维持时间由所选择的程序决定。

⑤解析阶段，注入一定次数的水蒸气。

⑥最终是干燥和灭菌舱通风阶段。显示“循环结束”后，灭菌器可被打开，灭菌材料卸载后无须额外通风即可使用。

（4）灭菌器卸载。灭菌结束后，取出灭菌包；确认灭菌腔内没有灭菌物品，腔门已经关闭。

3. 注意事项

（1）灭菌物品的准备。

①物品在灭菌前需要仔细清洗、消毒，以使微生物污染、致热源、蛋白类污染、矿物质污染等降至最低。

②软式内镜灭菌：装载前确认内窥镜的 ETO 帽正确安装。

③管路灭菌：装载前确认所有管路的封闭架已经打开，或者三通开关等全部旋至开放状态。

④电子设备灭菌：装载前确认电源已经关闭；有电池的设备，电池已经取出。

⑤软式内镜、超声探头、液晶显示装置，只能在 60℃程序下灭菌。

⑥液体不能在低温蒸汽甲醛灭菌器中灭菌。

（2）灭菌物品的包装。

①低温蒸汽甲醛灭菌兼容传统高温蒸汽灭菌所使用的包装材料，如透明的纸塑袋、皱纹纸、无纺布、SMS 复合无纺布等。如果使用塑料或金属灭菌盒（对于后一种，薄铝材质最好），顶部和底部应配有过滤器。

②可以使用双层包装对被灭菌物体进行打包，此时应注意纸对纸、塑对塑，以保证物品与灭菌介质的充分接触。

③高温蒸汽灭菌盒不适用于低温蒸汽甲醛灭菌；金属箔管和织物不适合做低温蒸汽甲醛灭菌的包装材料。

（3）灭菌物品的装载。

①装载灭菌物品时不应触及灭菌腔四壁和门，灭菌物品应放置在金属制的灭菌篮筐中。

②灭菌物品应松散地放置在篮筐中。

③最大盛放量不能超过篮筐体积的 75%。

④每个篮筐的装载重量不超过 3.5 千克（不包含篮筐自身重量 2.5 千克）。

⑤器械包应竖放或斜放，避免大的灭菌包水平放置，从而产生冷凝水。

⑥包装物品最好侧放，纸对纸、塑对塑，避免塑面遮挡纸面，影响灭菌剂的穿透。

（二）低温甲醛蒸汽灭菌效果的监测

1. 物理监测

低温蒸汽甲醛灭菌器在选定的温度下，一个灭菌周期运行情况的物理监测打印结果，以及对监测记录的分析判读。

（1）灭菌维持阶段温度下限不低于所选程序的灭菌温度；上限灭菌温度高于 4℃。

（2）灭菌维持阶段，规定的温度在灭菌温度范围内，灭菌舱内各处之间的温差不超过 2℃。

（3）在进入维持时间之前，平衡时间不能超过 60 秒。

（4）整个灭菌周期中，应显示完整的压力曲线和相关的压力限定值，压力的最大变化速度应不能超过 1000kPa/min，测量时间间隔为 3 秒，在维持时间中，压力曲线应处于规定的公差之间。

（5）灭菌维持阶段关键参数。

60℃程序：灭菌温度 60℃，舱内压力 215mbar，灭菌维持时间 30 分钟。

78℃程序：灭菌温度 78℃，舱内压力 470mbar，灭菌维持时间 10 分钟。

2. 化学监测

（1）每个灭菌物品包外应使用包外1类化学指示物，作为灭菌过程的标志。

（2）每包内最难灭菌的位置应放置4类包内化学指示物，通过观察其颜色变化，一定程度上可判定是否达到灭菌合格要求。

（3）管腔器械灭菌时，可在灭菌舱内最难灭菌的部位（一般为下层篮筐中间位置）放置PCD，作为管腔器械灭菌验证。

（4）据EN 867-5，可用化学和生物监测的螺旋测试装置（过程挑战装置）进行循环监测、吸附表现和灭菌有效性的验证，管腔内同样可验证（即使一端是盲端）。过程挑战装置为长1.5米，直径2毫米，一端为盲端的特氟龙管腔。

3 生物监测

（1）生物监测周期：每周一次，管腔生物PCD或非管腔生物监测包的制作方法参照WS 310.3附录E。

（2）生物监测菌种：采用嗜热脂肪杆菌芽孢（ATCC7953）。

三、低温过氧化氢等离子灭菌标准化操作及效果监测

（一）低温过氧化氢等离子灭菌器标准化操作

1. 适用范围

过氧化氢等离子低温灭菌器适用于不耐湿、不耐热的器械，如电子仪器、光学仪器等诊疗器械、器具和物品的灭菌，不能用于粉状物、油剂等强吸收剂的灭菌，不能用于液体灭菌，不能兼容纤维素构成的纸张和亚麻材料等，不能用于植入物的灭菌（除非制造商验证并在说明书中注明），可用于金属和非金属器械灭菌处理，但应注意过氧化氢是强氧化剂，对金属及织物有腐蚀性，且受有机物影响较大。应注意管腔器械的限制，比如尺寸、长度和管腔数量，以及器械材料类型和器械的数量，具体使用应遵从厂家说明书。

2. 操作步骤

（1）灭菌前准备。

①电气检查：确保设备的电器连接正常并符合要求；正确连接电源，切勿使消毒灭菌装置拔下插头或关闭的时间超过 24 小时；按照厂商要求执行。

②过氧化氢卡匣或罐装液体检查：在启动循环前应按照消毒灭菌装置显示器上的信息指导更换空的或过期的卡匣。如果过氧化氢卡匣外包装上的化学监测指示条是红色的，可能已损坏，此时请勿打开外包装，建议致电厂家确认；对于罐装过氧化氢液体灭菌剂，应确认储存条件符合说明书要求，并按照说明书要求确认过氧化氢浓度或液体量符合要求。

③灭菌舱检查：灭菌柜密封圈是保持灭菌舱处于真空状态的关键部件，使用前应确认灭菌柜密封圈完好、无缺损。

（2）灭菌物品装载。灭菌物品之间应留有间隙，不要触碰四周舱壁及电极网，物品放置请勿超出器械架，器械盒或灭菌包裹应平放，严禁堆叠，包装袋应侧放。

根据灭菌管腔直径和长度，按照不同灭菌器厂家的要求，选择合适的灭菌循环。物品按照要求规范装载后，关闭灭菌舱舱门。

（3）灭菌物品卸载。灭菌循环完成后，按下开门键，取出灭菌舱中物品，关上舱门。确认装载的化学指示剂颜色变化合格，经灭菌的物品可立即使用或存放。

3. 注意事项

（1）应参照器械、器具和物品的说明书，以及灭菌器的说明书以确定是否可以通过过氧化氢低温等离子灭菌装置进行灭菌。

（2）灭菌物品必须彻底清洗、干燥，有机物残留和潮湿会减弱灭菌效果，甚至会导致灭菌失败或循环取消。

（3）正确选择和使用专用包装材料、容器包装。灭菌物品和包装材料不应含植物纤维材质，如纸、海绵、棉布、木质纤维等，器械盒中不应使用泡沫垫材料，泡沫材料会吸收过氧化氢从而影响灭菌效果甚至导致灭菌失败，国际上推荐使用可透气的金属器械盒。

（4）不应含有植入物和一次性使用的物品。

（5）过氧化氢等离子灭菌器灭菌物品正确的装载是保证灭菌效果的基础，过量装载会消耗过多的灭菌剂，导致灭菌效果不佳。基本要求包括器械盒和包裹应平放，严禁堆叠，灭菌物品间应留有间隙，不要触碰四周舱壁及电极网，物品放置不应超出器械架；除此之外应注意装载物品的总重量不应超过要求，具体应参照灭菌器的说明书。

（6）过氧化氢等离子体灭菌器应定期请厂家专业维护人员对设备进行全面保养和检测，应每天用无絮软布清洁灭菌舱（包括内壁、柜门内表面、灭菌器密封圈等）。

（二）低温过氧化氢等离子灭菌效果的监测

过氧化氢等离子灭菌循环中的监测包括物理监测、化学监测、生物监测。灭菌程序、参数注意事项应符合 WS/T 367 的规定，并应遵循生产厂家使用说明书。

1. 物理监测

灭菌过程中设备连续记录并监测灭菌周期的关键参数，如舱体压力、温度、灭菌时间、等离子强度、通风时间等。多数设备无法直接监测过氧化氢浓度，一般通过灭菌阶段注入压力间接反应过氧化氢注入浓度，当注入压力低于设定阈值时，灭菌循环会预警或取消，或出现灭菌失败。也有部分设备通过信号监测器记录过氧化氢暴露浓度，当浓度累积量低于设定阈值时，灭菌循环将会被取消。灭菌结束后，打印记录提示“循环完成”即物理监测为合格，当出现“循环取消”说明物理监测为不合格。

2. 化学监测

目的：判断被灭菌物品是否已接触到汽化的 H_2O_2（达到灭菌的条件）。

化学监测分为包外化学指示物和包内化学指示物。根据 WS 310.3 要求，灭菌包应使用包外化学指示物，作为灭菌过程的指示，包内最难灭菌的位置应放置包内化学指示物，灭菌包应使用包外化学指示物，通过观察其颜色变化，判断灭菌是否经历灭菌暴露过程及灭菌效果是否合格。当被灭菌物品为管腔器械时，采用管腔 PCD 做化学监测。

3. 生物监测

（1）每天第一锅随灭菌物品放入监测包。

（2）使用时生物指示物应放置于特卫强包装袋中，密封后放置于舱体最难灭菌的部分或遵循灭菌器说明书，特卫强面朝上。

（3）放置于灭菌舱内远离灭菌剂注入口位置，如灭菌舱下层器械搁架后方、卸载侧门附近，或依据设备厂家使用说明书建议的位置。培养温度：56℃ ~60℃。

（4）对照：必须与灭菌组同一批号。当被灭菌物品为管腔器械时，采用管腔 PCD 做生物监测。

四、环氧乙烷灭菌标准化操作及效果监测

（一）环氧乙烷灭菌标准化操作

1. 适用范围

环氧乙烷灭菌适用于不耐湿、不耐热的器械、器具和物品的灭菌。由于环氧乙烷对材料有着优越的兼容性和卓越的渗透力，不能用于粉状物、油剂、液体灭菌，但可用于金属和非金属器械灭菌处理。

2. 操作步骤

（1）灭菌前准备。

①电气检查：确保设备的电器连接正常并符合厂家的要求；正确连接电源，检查压缩空气源的压力值，应达到厂商说明书要求。

② 100% 环氧乙烷气罐检查：考虑环氧乙烷混合气连接时存在环氧乙烷暴露风险，以及成本考量，目前医疗机构通常采用 100% 环氧乙烷，以单次灭菌所需剂量装在小罐内。对于罐装 100% 环氧乙烷，应确认储存条件符合说明书要求及灭菌要求。

③灭菌舱检查：确认舱内清洁，门密封圈完整，灭菌柜密封圈是保持灭菌舱处于真空状态的关键部件，使用前应确认灭菌柜密封圈完好、无缺损，切勿在门座或灭菌舱组件上使用粗糙的或具有研磨功能的清洁工具。

（2）灭菌物品装载。应参照器械、器具和物品的说明书以及灭菌器的说明书，确定是否可以通过环氧乙烷灭菌装置进行灭菌；灭菌物品必须彻底清洗、干燥，有机物残留会减弱灭菌效果甚至导致灭菌失败，器械上残留水分，可能引起环氧乙烷穿透性下降。

预处理阶段水分被加热成蒸汽，需要抽真空延长灭菌时间；正确选择和使用专用包装材料和容器，包装材料符合 WS 310.1 和 GB/T 19633 要求，应验证测试环氧乙烷灭菌后产品中环氧乙烷的残留量符合标准 GB/T 16886.7《医疗器械生物学评价第 7 部分：环氧乙烷灭菌残留量》。

灭菌装载应有利于环氧乙烷充分扩散和穿透，装载时应使用金属推车或金属篮。应有间隔地排列，灭菌物品之间应留有间隙，不要触碰四周舱壁，纸塑袋在金属篮筐内应侧放，严禁堆叠。

装入气瓶，逆时针旋转手柄，打开舱门，将气瓶插入气瓶槽下压、轻推使其扣住；放入生物监测、批量监测；关闭灭菌舱舱门。

（3）灭菌选择。按照不同灭菌器厂家的要求，选择合适的灭菌循环，启动灭菌程序，常用 37℃和 55℃两种循环。设置通气时间参数，一般情况下，温度 37℃灭菌循环通气时间 12 小时，温度 55℃灭菌循环通气时间 10 小时。

（4）灭菌物品卸载。灭菌的物品都必须通风解析后方可使用。

确认灭菌监测合格，经灭菌的物品方可使用或存放。

取下气瓶，按医疗废物处理。

3. 注意事项

（1）灭菌器安装符合要求，且装独立排风系统，并与其他通气管道完全隔离。

（2）环氧乙烷气瓶应远离火源、静电，通风良好，符合国家有关易燃易爆物品储存要求。

（3）工作环境安装有毒气体检测仪，环氧乙烷检测浓度不超过 1ppm。

（4）应制定环氧乙烷泄露应急预案，灭菌员应经过专业知识的培训。

（二）环氧乙烷灭菌效果的监测

环氧乙烷灭菌循环中的监测包括物理监测、化学监测、生物监测。灭菌程序、参数注意事项应符合 WS/T 367 的规定，并应遵循生产厂家使用说明书。

1. 物理监测

灭菌过程中设备连续记录并监测灭菌周期的关键参数，如舱体压力、温度、灭菌时间、通风时间等。

2. 化学监测

化学监测分为包外化学指示物和包内化学指示物，通过观察其颜色变化，以判断灭菌是否经历灭菌暴露过程及灭菌效果是否合格。

3. 生物监测

每一灭菌批次放入一个生物监测包，环氧乙烷生物灭菌采用自含式快速型生物指示剂，培养技术可以在 4 小时以内取得结果。

监测包制作：取 20ml 空针，去掉针头，拔出针栓，将一支生物指示剂放入针筒内，再插针栓回针筒；将装载好的空针与一张环氧乙烷包内卡放于干净的 46cm × 76cm 尺寸的全棉治疗巾上，长短边各三折包装。将以上包装装入纸塑袋内，封口。

4. 注意事项

（1）环氧乙烷灭菌器的操作应遵循生产厂家的使用说明书。灭菌前物品应充分干燥；灭菌物品应使用专用包装材料，灭菌物品及包装材料不应含有不能完全干燥的物品、吸收液体的物品和材料、带有盲端的管腔、含有纤维素如棉、纸或纸板、亚麻、毛巾、纱布等材料的物品，或含有木浆的物品，不应含有液体及粉末，不应含有带尼龙材料的物品、不能承受真空的物品等，不应含有植入物和一次性使用的物品。使用器械盒时切勿在器械盒中放置泡沫垫。

（2）环氧乙烷灭菌的关键变量指EO浓度、相对湿度、温度和时间四个关键变量，每一个变量都相互独立，这些关键变量是保障灭菌质量的关键参数。目前主流的医用环氧乙烷灭菌器采用一次性小气罐设置，灭菌舱内完全释放后，腔体内EO浓度在700mg/L左右；合适的湿度可以帮助湿化芽孢壁以及增加EO的穿透性，增强灭菌效果，环氧乙烷灭菌推荐的相对湿度在35%~80%之间；温度可以促进环氧乙烷灭菌过程进行，一定范围内提高温度可以缩短灭菌时间，常见医用环氧乙烷灭菌器一般提供55℃和37℃两种选择；灭菌时间是在以上三个关键变量确定的情况下，测试得到的参数，而与55℃和37℃对应的灭菌时间分别为1小时和3小时。

（3）环氧乙烷灭菌器进行灭菌的物品应彻底有效地清洗与干燥。如果器械上有少量液态水，在灭菌器预热阶段液态水变成蒸汽，需要抽真空，影响灭菌；如果器械上有较多的液态水，可能导致环氧乙烷不能有效穿透，影响灭菌。

（4）环氧乙烷灭菌器灭菌物品时，正确的装载是保证灭菌效果的基础，过量装载会影响环氧乙烷穿透和灭菌后排残。应使用专用灭菌架或篮筐装载灭菌物品，灭菌包之间应留有间隙，纸塑袋在篮筐内应侧放，避免包裹相互堆叠。

（5）环氧乙烷灭菌器应定期请厂家专业维护人员对设备进行全面保养和检测，应每天用无絮软布清洁灭菌舱（包括内壁、柜门内表面、灭菌器密封圈等）。

参考文献

［1］冯秀兰．消毒供应中心灭菌实用手册［M］．广州：广东科技出版社，2015.

［2］李兵晖，杨风，鲍慧玲．医院消毒供应中心工作手册［M］．北京：人民军医出版社，2015.

[3] 班海群．医院消毒监测技术指南 [M]．郑州：郑州大学出版社，2017.

[4] 刘玉村．医院消毒供应中心岗位培训教程 [M]．北京：人民军医出版社，2013.

[5] 张剑．过氧化氢气体等离子体灭菌器灭菌影响因素的研究 [D]．中国疾病预防控制中心，2010.

[6] ANSI/AAMI ST58：2013，Chemical sterilization and high-level disinfection in health care facilities.3. US Patent 6，875，399 B2 April 5，2005. McVey.

[7] AORN Guidelines for Perioperative Practice. 2018.

[8] Larry Talapa，Collaborating a culture change Relearning vaporized hydrogen peroxide sterilization，December 2018，HEALTHCARE Purchasing News. hpnonline.com.

[9] Robinson，Nancy and Eveland，Randall. Using HPG sterilization for heat-sensitive devices HPN January 2015.